謹以此書

獻　給——

愛我們的阿爸天父

原水文化
同心傳播

逆轉中風復健之路
全新看見與反思
病得醫治，活出精彩

羅敏慧 著

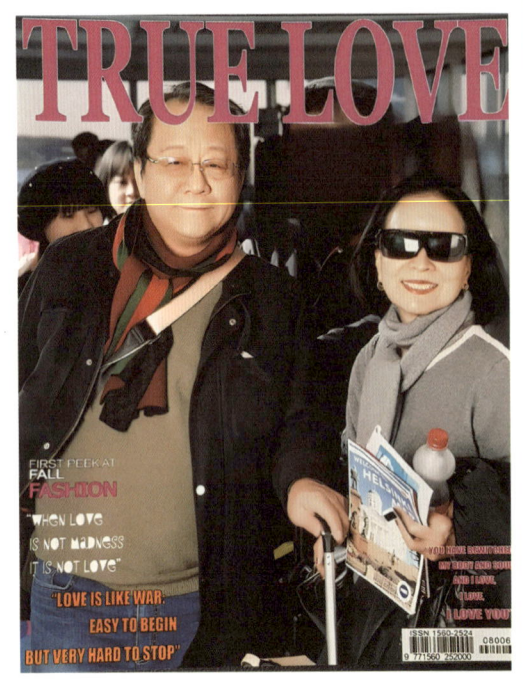

病前歐洲遊輪留影

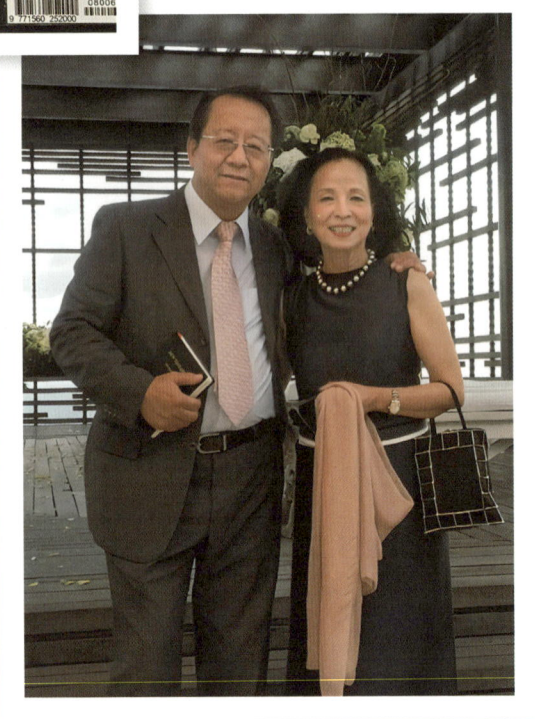

巴厘島為會友證婚

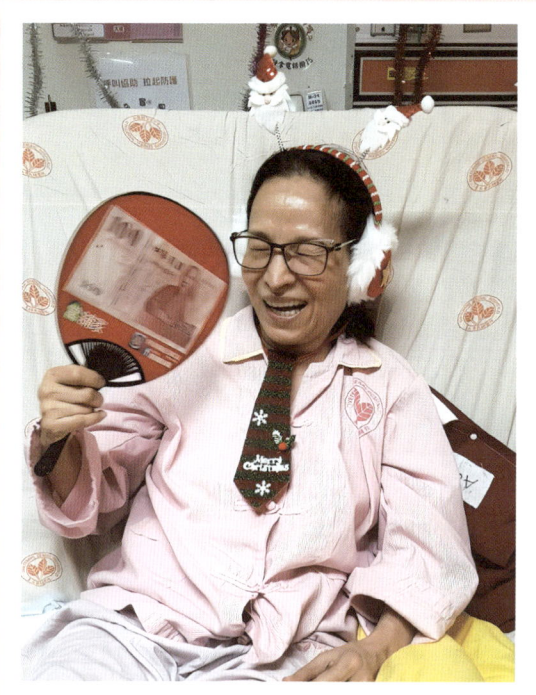

住院第二個月聖誕節被打扮

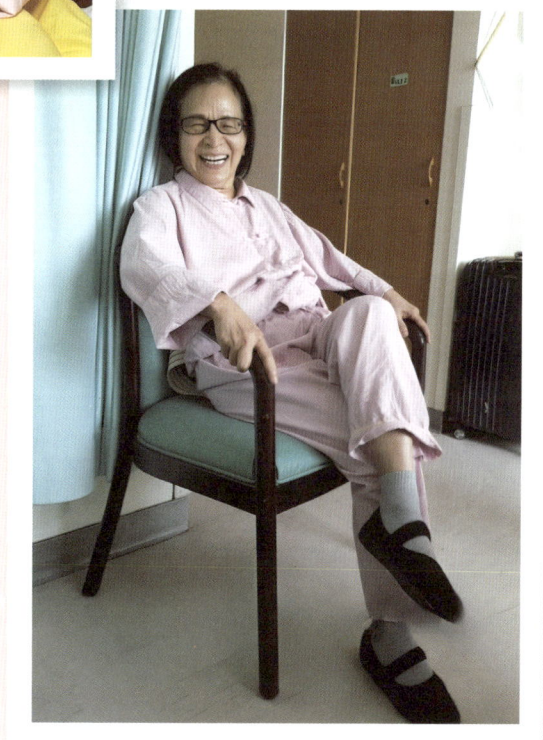

真開心能坐在椅子上！

2021

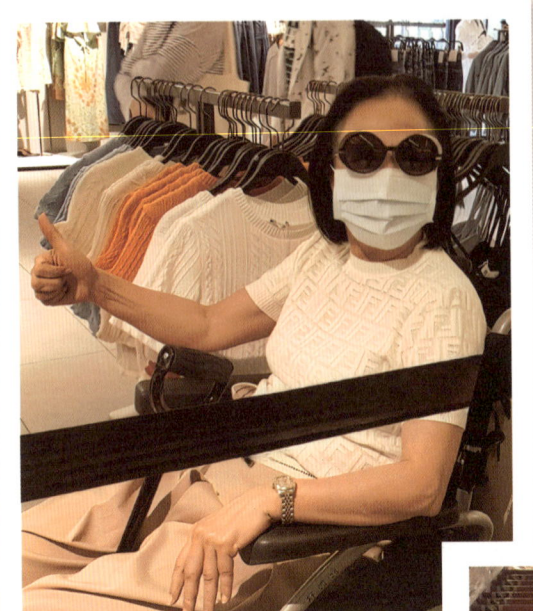

出院第二天老公帶我去
Shopping

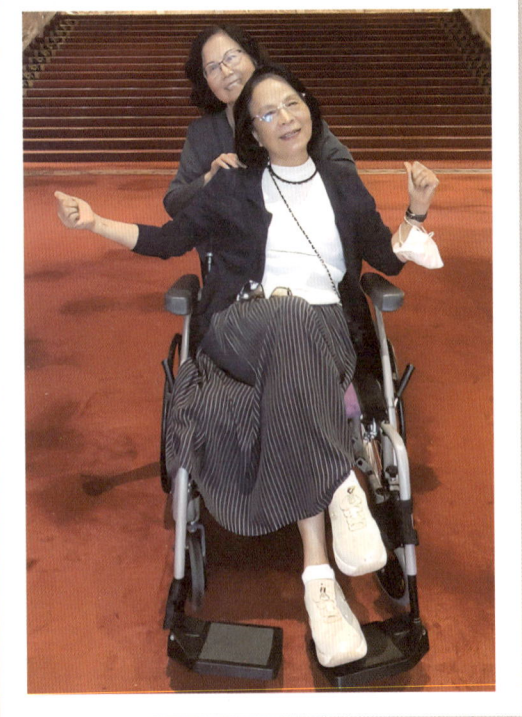

2022

圓山飯店姐妹情

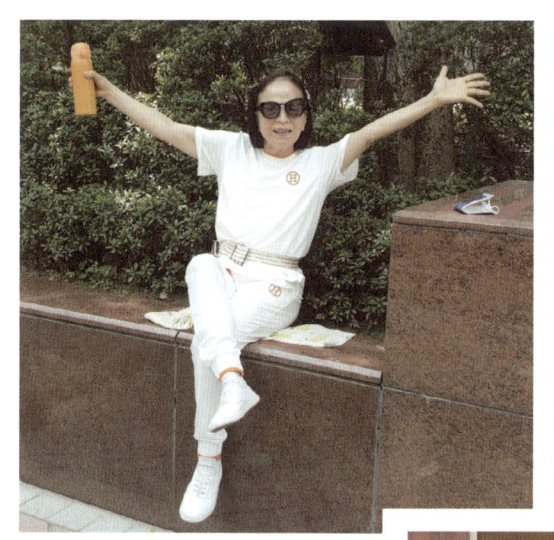

復健完路邊小歇

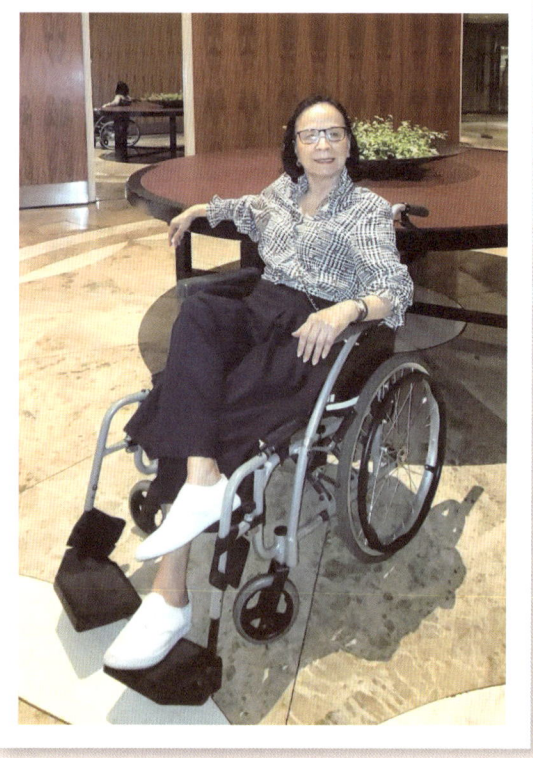

參加友宴

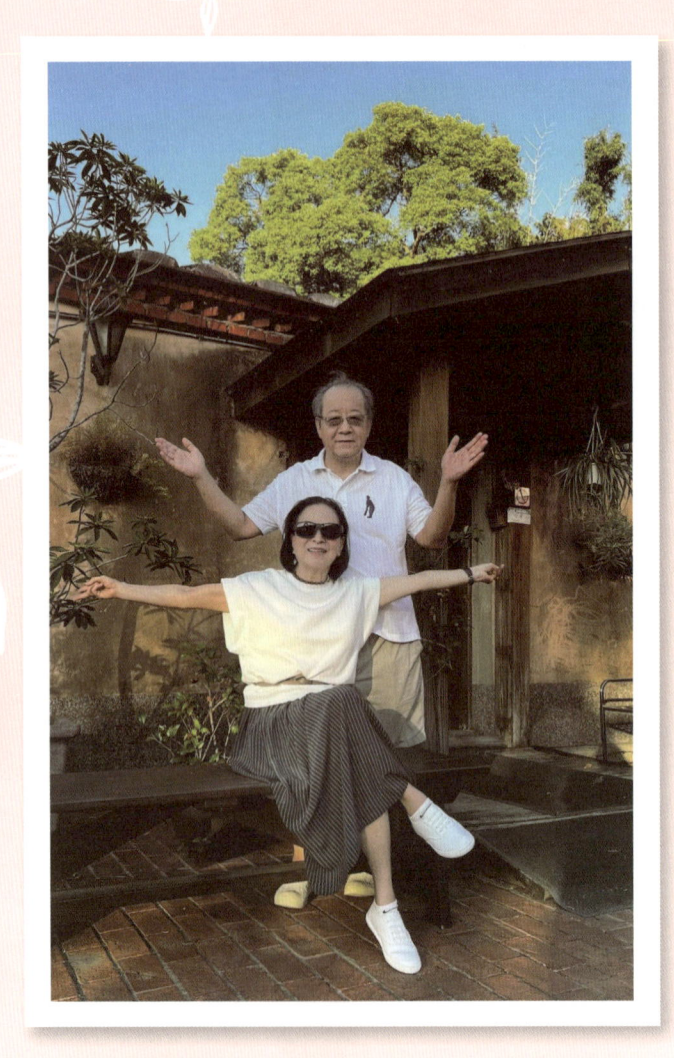

客家莊留影

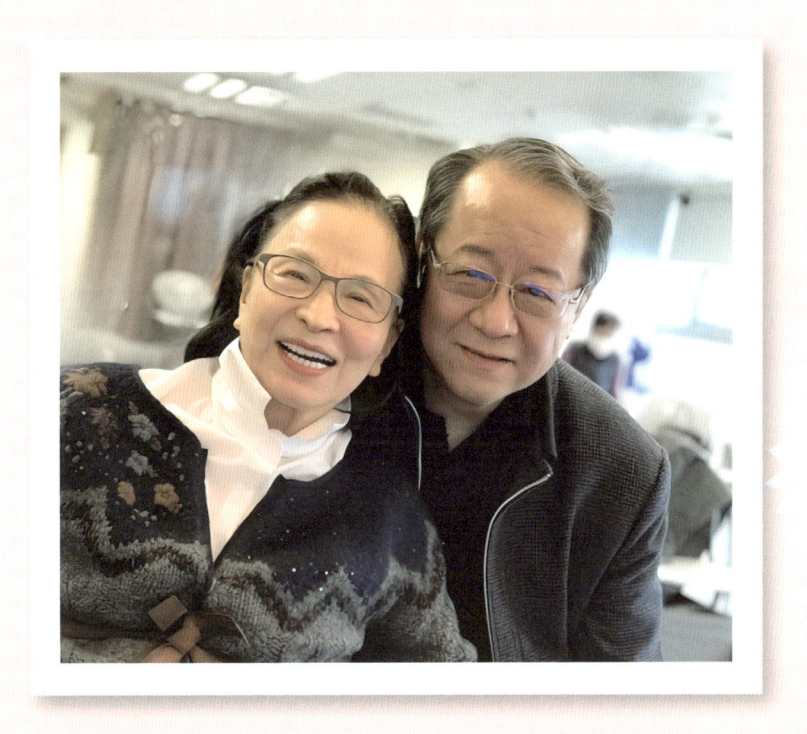

走過四年，回到從前

目 次
contents

推薦序 1 復健一千天的啟示錄　　　　　　　　　　　020
◎孫茂峰（中國醫藥大學暨附設醫院特聘教授／顧問醫師）

推薦序 2 禁錮中的自由　　　　　　　　　　　　　　023
◎白崇亮（前奧美行銷傳播集團董事長）

推薦序 3 讓人蒙福的一本書　　　　　　　　　　　　026
◎曾端真（古典阿德勒學派心理治療師）

推薦序 4 揚聲高歌的復健之旅　　　　　　　　　　　028
◎吳淑娟（美國印地安那州立大學音樂研究所碩士）

推薦序 5 活出豐盛的新生命　　　　　　　　　　　　030
◎蔡佳蓉（物理治療師）

推薦序 6 看到創造奇蹟的無限可能　　　　　　　　　031
◎趙育萱（職能治療師）

推薦序 7 美好的榜樣與見證　　　　　　　　　　　　032
◎羅嘉慧、羅明慧（作者的大妹、小妹）

推薦序 8 總有一天是你是我！不是病人就是家屬！　　035
◎朱奔野（博士、合一／燈塔教會主任牧師）

作 者 序 漫長復健路，喜樂信心走　　　　　　　　　039

楔　　子 身處病痛之中，也能成為他人祝福　　　　　043

Part 1 人生翻轉！在復健病房裡的 154 天

只是肺部動了個手術，竟變成中風！？ 048

- 健檢發現肺有異狀 048
- 手術成功，我卻出不了院 049
- 病從何來？事出必有因 051
  Box｜認識小腦梗塞型中風 053

從急性期到緩和期：治療過程中的點點滴滴 054

- 歷經三個月，病況逐漸穩定 054
- 醫護巧思開啟我的復健之路 056
  Box｜中風病程 3 階段 059

病房內的模範生！連睡覺也在做復健運動 060

- 找到復原動力，堅信自己會好起來 060
- 希望快快痊癒，無時無刻都在復健 061
- 學習正向思考、轉換心情往前看 063

目次
contents

每 28 天轉院一次，看盡病房悲喜　　065

- 生病住院由誰來照顧最適合？　　065
- 看護百百種，生病的人需要怎樣的照顧者？　　067
  Box｜復健可視失能程度選擇適合的復健方案　　069

雙眼難睜開，那就先開啟心靈之窗　　071

- 視茫茫的中風牧師，竟能幫助失語牧師讀《聖經》　　071
- 同病相憐，有能力主動關懷付出更加蒙福　　073

Part 2　與後遺症共舞 健康自己把關

我漂亮的家成了復健教室　　078

- 居家環境友善改造，無障礙自理生活　　078
- 醫院、居家復健並行，讓功能更快恢復　　080
  Box｜讓居家復健環境更友善、無障礙　　081

復健生活化，生活復健化　082

- 持續使用、練習，活化神經可塑性　082
- 把握時間做復健，社交生活也照常　084
- 透過遊戲或喜好事物做復健，並設定目標　085

學會將苦茶變為美酒　088

- 接納身體的變化，和後遺症和平相處　088
- 身體中風別怕，千萬別連心態也中風　090

重新建立正常習慣：覺知、覺察、覺醒　093

- 4大要素，啟動修復身體的自癒力　093
- 打掉重練，重新省思健康觀念與做法　094
- 透過覺醒、覺知、覺察，為自己的健康把關　095
- 覺察內在感受，走出情緒漩渦　097

復健不要太用力！剛剛好就好　100

- 量力而為，心急易二度受傷　100
- 別害怕走得慢，害怕的是停在原地不走　101
- 健康資訊多，該如何篩選？　103

目次 contents

每一天，都要創造亮點　　106

- 練習感恩、找出亮點，有助擊退負面感受　　106
- 善待自己，沒有退步就是進步　　107
- 培養幽默感，也能感染身邊的人帶來歡樂　　109

Part 3　漫漫照護路 我們一起走

來自照顧者的當頭棒喝　　114

- 同理照顧者的處境　　114
- 勿以高標要求，尋求互相理解的可能　　115
- 放下自我與過高的期待　　117

學習接受別人的幫助，同時要自立自強　　120

- 給病友的真心話：為康復做好準備、該請求代勞就勇敢表達　　120
- 給照顧者的真心話：把照顧化為助力，不隨病人情緒起舞　　122

挖掘潛在的金礦：同理被照護者的需要 126

- 家屬也要調整心態和做法 126
- 幫助被照顧者，看見更好的自己 128
- 病人否定自我時，照顧者該如何應對？ 130
- 善用肢體語言，有助病人感受被支持與重視 131

主動運動！我的居家復健運動這樣做 134

- 打造更充實有力的新生命 134
- 我的復健日常與 3 個眼球控制訓練 136
- 自主練習 8 個墊上運動與站立平衡 140

社交關係、人際互動不斷線 151

- 敞開心，走出去就對了 151
- 用對方法創造新經驗 153
- 重新培養休閒嗜好 154

關於看護的一些想法 157

- 盤點可運用資源及照護方案 157
- 如何協助外籍看護成為被照顧者的好幫手 159
- 看護工作細節，務必事先溝通清楚 160

目次 contents

Part 4　保養第二張臉 活出全新生命

把中風意外當成上天化粧的禮物　164

- 以不同角度看待疾病　164
- 生病轉念改變了我　166
- 病後人際關係的轉變　167

自省與改變！享受生活中的多種面向　170

- 要求完美、效率背後的壓力　170
- 活得太用力，渾然不覺超出負荷　171
- 學會專心做好一件事　173

比打理外在更重要的事　176

- 懂得欣賞、肯定自我　176
- 保養你的第二張臉　177

專心依靠信仰，勝過每一個挑戰　　　　　　　　181

- 從信仰中得到平安與信心　　　　　　　　　181
- 尋找信仰、辨識信仰　　　　　　　　　　　182
- 把握每一個當下　　　　　　　　　　　　　183

後　記 *1*　復健發聲與我的法拉利　　　　　　　　186
　　　　　　4 個復健發聲練習法　　　　　　　　　186

後　記 *2*　腳跟走穩重心再現，步態看見突破障礙　192

附　錄 *1*　我的復健療癒大補帖　　　　　　　　　194
　　　　　　60 帖身心靈復健雞湯

附　錄 *2*　*8* 個墊上運動與站立平衡運動　　　　　202
　　　　　　3 個眼球控制訓練

推薦序 1

復健一千天的啟示錄

孫茂峰

（中國醫藥大學暨附設醫院特聘教授／顧問醫師）

人生旅世短短數十寒暑；高潮迭起、一帆風順者幾希；每一個人都可能遭遇到不同的挑戰和困境，尤其當身體遭遇重大疾病時，心靈的掙扎往往比肉體的痛苦更為深重。羅敏慧牧師的經歷，是一段從痛苦到希望、從失落到復原的見證。在她面對中風這場突如其來的考驗時，她並未屈從於上天的考驗，而是選擇了信心與喜樂，昂首邁向艱辛而崎嶇的康復歷程。

在羅牧師的中風故事中，我們可以看到《聖經》中那句話的真實力量：「我靠著那加給我力量的，凡事都能做。」（腓立比書 4：13）這句話不僅是信仰的宣言，更是一種生命的態度，告訴我們，即使面對身體的痛苦，依靠信念，我們仍然能夠克服一切，走向完全的康復。羅牧師在中風後，面對著身體的障礙，她並未因為困難而灰心喪志，而是選擇在困境中堅守信念，勇敢地開始復健的路途。

「喜樂的心是良藥。」（箴言 17：22）這句話與中醫《內經》：「恬淡虛無，真氣從之，精神內守，病安從來？」的理念不謀而合，中醫認為情緒的波動會直接影響到臟腑的功能，從而影響整體健康。因此，無論境遇如何變化，保持一顆喜樂的心，對身體與靈魂都是一種極大的療癒，對於恢復健康至關重要。

　　對羅牧師而言，儘管中風帶來了極大的挑戰，但她始終沒有讓困難擊垮她的心志，正如《聖經》所說：「外體雖然毀壞，內心卻一天新似一天。」（哥林多後書 4：16）儘管她的身體經歷了衰退，內心卻因為信仰而得到更新與堅強。這樣的心態讓她能夠在每一次的復健訓練中，無論多麼辛苦，都不曾放棄。不僅如此，羅牧師在康復的過程中，她沒有被疾病擊倒，也未把自己的苦難視為僅屬於自己，而是願意將這份信心與勇氣分享給更多有需要的人，成為他們的鼓舞與力量源泉。

羅牧師的故事讓我們深刻體會到中風復健不僅是一段身體的修復過程，更是一場心靈的重建。當我們讀到羅牧師的新書時，我們不僅看到她在中風後如何面對病痛，如何依靠神的力量一步步走出陰影，更感受到她在生命低谷中那份不屈不撓的信念。

　　這本書不僅是她康復的真實寫照，更是每一位面臨困境的人的力量源泉。願每一位讀者都能從這本書中汲取力量，無論遭遇何種挑戰，都能像羅牧師一樣，勇敢堅持，保持喜樂，走向光明與希望的未來。

推薦序 2　禁錮中的自由

白崇亮
（前奧美行銷傳播集團董事長）

在我心目中，朱羅敏慧師母（我還是習慣這樣稱呼她）始終是一位優雅可敬的女士。她穿著合宜，待人親切，更重要的，她還是一位愛主事主的忠心僕人。誰也沒有想到，她會經歷這樣一場中風的考驗，在復健病房裡住了154天。

她在醫院住院治療那段時間，教會中許多愛她的人不斷為她禱告。我還記得那年因為過年的緣故，醫院特別准許她回家幾天。大年初三，我和朱牧師、師母有機會一起午餐。看著她被陪伴的姐妹推著輪椅前來，顫顫微微的奮力從輪椅上起來，再由牧師抱扶坐進餐廳椅子，我心中竟有幾分不忍。席間聽聞師母用她當時仍不甚清晰的聲音努力說道，她在醫院中怎樣不放棄任何希望，認真完成每一個復健動作，又如何記住每一位護理師的名字，不忘親自謝謝她們給予的每一項照顧，我心中燃起的不只是欽佩，更感受到這位師母的堅毅、溫暖和她那顆真實愛人的心。

閱讀本書原稿，才知道朱師母原本在醫院中，有一段時間完全無法自主行動，甚至雙眼也無法張開。對一般人來說，這是何等的折磨。她卻在病中體會到，雖然自己的身體遭受重重限制，心靈卻仍然可以是自由的。她每天反覆思想留在自己印象中的《聖經》經文，並且與主對話，對神禱告。用她自己的話來說：「藉著神所賜下的應許讓我更堅守真理，更能奮勇向前。」在朱師母身上，上帝是真實存的，神的信實與慈愛也是天天能夠經歷的。因此之故，她雖在復健病房裡如受禁錮，卻勇敢而喜樂，成為醫療人員和病友眼中的模範生。

　　當然師母的奇蹟般日漸康復，也和朱牧師的耐心陪伴與自身調適有關。我可以很明顯的感受到，自從師母生病以後，或許因照顧病人所需，朱牧師變得更加柔和謙卑，更有牧養的心懷。因為這場疾病，大家看出牧師師母的感情更加親近，教會中也增加了更多愛的氣息。事實上，整

個教會受到師母見證的震撼，對主的信心也越發堅定了。

信仰是生命中最大的一股力量，《聖經》說：「基督的愛是何等長闊高深，這愛是過於人所能測度的。」又說：「神能照著運行在我們心裡的大力充充足足地成就一切，超過我們所求所想的。」疾病對人可以是個打擊，在神手中卻能夠轉變為意想不到的祝福。上帝給予每個人都有一生，用什麼樣的態度來度過這一生，往往取決於我們對上帝有多少認識。讀完這本書，讓我想起十分喜愛的一首詩歌，其中有兩句歌詞：「在一生中，最大的事是認識祢。我要更認識祢，更深的認識祢。在一生中最大的事，是認識祢。」認識上帝，將會開啟我們的智慧，用全然不同的眼光，看待發生在我們身上的每一件事。

願這本書不但幫助人們走過病痛，重拾健康，更能使人在人生的道路上尋見上帝，找著真實可靠的信仰。

推薦序 3　讓人蒙福的一本書

曾端真

（古典阿德勒學派心理治療師）

在一次的聚會中，敏慧師母分享她正在寫一本她如何面對中風，以及積極復健過程的書。我邊聽，敬佩之情油然而生。何等人才做得到呢？

我在台灣教牧心理研究院任教時，認識敏慧師母，那時應是 2017 至 2018 年之間。敏慧師母雍容華貴的身影讓我印象深刻，她在課堂上的發言，見解深邃，其對人的關懷和包容之情，溫暖直透人心。2019 年間，她參加同學們籌組的讀書會。我問她，參與讀書會的動力，她說研讀心理學，讓她在傳福音的事功上，更能幫助教友們在《聖經》的教導上得著。師母凡事考量如何助人，在她身體脆弱之時，仍發揮其心理的力量，想著如何把中風復健的經驗化為一道曙光，照亮困頓病人的心，並且教導病人如何同理照顧者的困難，讓病人和照顧者互相得利。誠於中形於外，縱使在復原的歷程中，仍然得見她由內心散發出來的一身優雅。

這本書，就像她雍容華貴的體現，對人們的無私分享、坦然的在讀者之前揭開面對中風來襲時的脆弱。從眾會友仰望依靠的師母，一夕之間成為連自己的身體都無法掌控的病人，何其大的震撼。但是師母沒有被中風擊倒，積極的復健，2020 年迄今，四年經歷的艱辛非局外人能體會，但是奇蹟在她身上得到見證，眾人認為的不可能，在她身上成為可能。本書除了讓讀者感動，我覺得顛覆眾人的信念，是敏慧帶給讀者最佳的啟示——帶著蒙福蒙恩的喜樂之心、基督信仰的力量、朱奔野牧師鶼鰈情深的陪伴、一步一腳印的復健功夫，奇蹟就在亮光處。

　　當她邀請我為她的書寫推薦序，我感到非常榮幸與喜悅。但是拜讀之時，相較於敏慧師母書中所蘊含的愛和生命力量，覺察到自己太渺小了，為她寫推薦序，有自不量力的忐忑。靜思之後，想想就寫我的感動和啟發來與讀者分享，可以確信的是，每個人必能因這本書而蒙福。

推薦序 4　揚聲高歌的復健之旅

吳淑娟 Julia Wu
（美國印地安那州立大學音樂研究所碩士）

從小就在主愛當中，享受神的恩典，同時享用神的恩賜，給了我愛唱歌，能唱歌的好嗓子，讓我可以用悅耳的聲音演唱詩歌來讚美主。

羅牧師突遭心血管病變，導致肢體行動和語言障礙，我除了為牧師禱告之外，無法給予她更直接更有效的協助。

直到羅牧師詢問我可否用聲樂發音的專業練習，來復健那被破壞癱瘓的發聲系統。感謝主，我們有醫治大能的神，啟發了這樣奇妙的復健治療。（詳見本書第 186 頁）

我們每一個人就像是神所創造獨一無二的樂器，每一個人都有著不同的音質與音品，因為呼吸氣體的流動，震動聲帶產生音頻音波，肌肉的控制而發出千變萬化的音階音律，讓我們可以使用語言溝通，也可以隨著旋律唱出繞樑三日的天籟。

所以，我常說：「唱歌是個奇妙又有益健康的運動。」尤其唱詩歌更是有力量和果效，祝福大家能常常正確的使用神給我們的美妙聲音來大聲讚美主。祈願羅牧師早日康復，用充滿馨香之氣，鏗鏘有力的聲音來傳講神的話語，歌唱讚美神！

我的感動來自《聖經》（詩篇 117：1-2 節）：
「萬國阿、你們都當讚美耶和華．萬民哪、你們都當頌讚他。」
「因為他向我們大施慈愛．耶和華的誠實、存到永遠。你們要讚美耶和華。哈利路亞！」

推薦序 5　活出豐盛的新生命

蔡佳容
（物理治療師）

醫學為生命增添歲月，復健為歲月增添生命，而耶穌基督是生命永續的糧。

敏慧師母在這一段生病的復健治療路程中，一直是我們整個醫療團隊的天使，從不放棄自己，從不說負面的話語，一直以真實的行動和鼓勵的言語，成為團隊與病友之間的榜樣和激勵。

我參與敏慧師母在物理治療中的經歷，是開心的面向自己、面向親友、面向耶穌；是禱告得醫治的、是分享自己生命的、是努力用行動來見證耶穌基督在師母身上所展現的信望愛。真心喜歡師母所展現出來的氣質和特質，敏慧師母將生命的糧和生命的寬度經由文字敘述出來，值得推薦大家細細品嚐、細細思量如何活出豐盛的新生命。

推薦序 6　看到創造奇蹟的無限可能

趙育萱
（職能治療師）

還記得第一次在醫院看到牧師，當需要換坐椅子時，她說：「不要扶我，我可以！」然後就突然直接站起來，大膽舉動嚇得我快步上前協助。

復健以來從治療室到居家，遇到好多困境挑戰：新冠疫情肆虐，打亂所有復健節奏；天氣不穩多變，讓異常的體感更加劇，身體狀況更不易調適；太心急過度訓練，造成肌肉拉傷疼痛；能力進步後卻在家意外跌倒，撞斷肋骨⋯⋯。

讓我佩服的，是牧師一貫優雅開朗的笑容下，那始終正向樂觀積極的態度，帶著堅定不移的信念朝目標前行。儘管跌跌撞撞，終能在多方嘗試、摸索後，找到最適合自己的復健模式。很榮幸也很高興能一路陪伴牧師，在她充滿周遭愛與關懷的日常中，加上自身信仰支持的堅定信念，我看到創造奇蹟的無限可能。

推薦序 7　美好的榜樣與見證

羅嘉慧、羅明慧
（作者的大妹、小妹）

2020 年 11 月 18 日，在美國正是疫情很嚴重的時候，沒有疫苗，食物無法去購買，大家深鎖在家裡，卻接到了台北的訊息，知道姐姐生病、中風了，這簡直是晴天霹靂的消息。在這個疫情嚴重的時候，無形中更是雪上加霜。然而，在那當會，我們都是心裡焦急，什麼事都不能做，唯一能做的就是不斷的禱告、不斷的禱告，祈求神的醫治，祈求神的保守，祈求神看顧祂所喜愛的使女、祂的僕人。我們能為姐姐做的，也就是天天 24 小時無間斷的禱告。

四年後，姐姐出書了。主啊！這是何等美好的見證！這是何等美好的福分，讓我們親自的體會到當一個人生病的時候，往往是最軟弱、最無助的時候，也只有靠著神，能加給我們力量，還有眾弟兄姐妹們一起的代禱，一起的鼓勵，才能夠有這個推動力。感謝神！

姐姐這一生真的是一個奇妙的人生旅程，她年輕的時候就掌管一家公司，然後也面臨到很多問題，最重要的是，她曾面臨到死亡的班機，然而我們的神讓她避開了。原來我們的神，在她身上有那美好的旨意，要讓她為神做更多的事情。感謝神！讚美神！

　　我們的姐姐年輕的時候很有意志力，學習能力很好，設定的目標，一定會達成。她待人誠懇、熱心，她對自己的要求是非常高的，她的意志力和執行力都非常的強。這一次她生病，還能夠四年來不間斷的做復健，一星期三次不夠，甚至還在家裡復健，她給我們做了一個很美好的榜樣和見證。

　　看到躺在病床上的姐姐，為了不讓我們兄妹擔心，她始終流露自信與令人安慰的笑容，但是，在我們彼此的內心深處，都知道這將是改變姐姐 70 年來生活型態的開始，從

一位精明幹練風姿卓越的商界女強人到不畏風雨的努力攻讀聖光神學院，台灣教牧心理研究所，後來成為一位牧師，事事以教會為重，孜孜努力成為神的忠實僕人。但這一切，都將暫時停止，因為：神為紀念姐姐的辛勞，巧妙的安排讓姐姐休息一段時間，並使得她日後有更健壯的身體繼續服事神。

我們也深知姐姐永不放棄的信心和力量令我們欽佩。姊姊是我們的驕傲，我們永遠以她為榮。

姐姐生病以來，經歷許多試煉，其實都是神的恩典，雖然復健很辛苦，治療很辛苦，但是她卻有滿滿的喜樂和平安。即便身體有諸多的不適，她永遠用笑臉迎接人。但願這本書能夠幫助更多的人，啟發更多的人，不畏懼怕、不畏艱難，勇敢向前，為的是要榮耀神在我們每一個人身上所要彰顯的祝福。願神祝福這本書，幫助更多的人，謝謝主。

推薦序 8

總有一天是你是我！
不是病人就是家屬！

朱奔野

（博士、合一／燈塔教會主任牧師）

本書先睹為快打預防針，時候到了，擁有健康心態去面對一切，是本書的期待！

最心痛的一天——在生命中從未想過的場景居然會發生在眼前，本來快樂的想帶太太出院到宜蘭走走，一進病房看到師母躺在地上抽動，不能言語⋯⋯

四年過去了，師母依舊氣質高雅，思路更敏捷，有天她問我還記得今天什麼日子？我知道是得病的日子，但是真的很難回答！不能也不願說慶祝，只有感恩！感謝神這四年天天看顧保守她，如今除了平衡還無法解決外，其他方方面面都恢復到八成以上。

超過一千五百天的日子，每天看到師母堅定的信仰帶出信心，不懈的努力，恩慈的付出，是這些日子的寫照。

她相信神一定會醫治她,對一個中風或任何重症患者,這是一個最、最重要的信念!這是一種盼望與動力!四年後證明是真實的。太多病患過早放棄,本來努力復健可以恢復到某種程度的功能,但在放棄後只剩下退縮,在一處角落抱怨,苦毒一生。這是不對的心態!

　　師母是我見過最努力復健的人,住院期間,有時凌晨三點都在床上運動。回家後,清晨吹水、發聲唱歌、朗讀中英文、醫院復健、電療、針灸、步態訓練……每天都排滿滿的。她期待早些回復到正常,回到她愛的教會服事。我陪伴在旁深深地感動與佩服。

　　在醫院中,師母依然恩慈對待他人,幫助需要的人,甚至出院後到如今。幾句安慰的話語,化解母子的衝突,閉眼背《聖經》幫助一位腦中風口語受損不能說話的牧師。

在生病中，病人與照顧者，尤其與親人間關係是緊繃的，甚至大到會衝突。在廣大的醫療白色巨塔中處處可見。因此，需要有更多使人和睦的人在其中，幫助眾人平安和諧。《聖經》說，施比受更有福，在院內是最佳實踐的場所。

　　非常開心本書出版，它的心靈豐富性遠遠超過期待！這是一本必要的書，因為每個人都必經歷——你不是病人，就是家屬。

　　這是一本活的書，在對你我說話。遲早我們也要躺在病床上讓人安排一切，不是嗎？先明瞭就是福氣！先預備就是智慧人呀！

後記：丈夫的心聲

身為丈夫看著自己的妻子發病無能為力，
看著妻子重新學扣衣服，
盡力的做著各種物理復健動作，
顫顫巍巍的抓著扶手練走路……
真是心痛又無奈。
各位丈夫們，我們能做的就是面帶笑容，
讓妻子不擔憂，常常帶些禮物回家，
看著妻子開心期待的眼神，一切都值了！

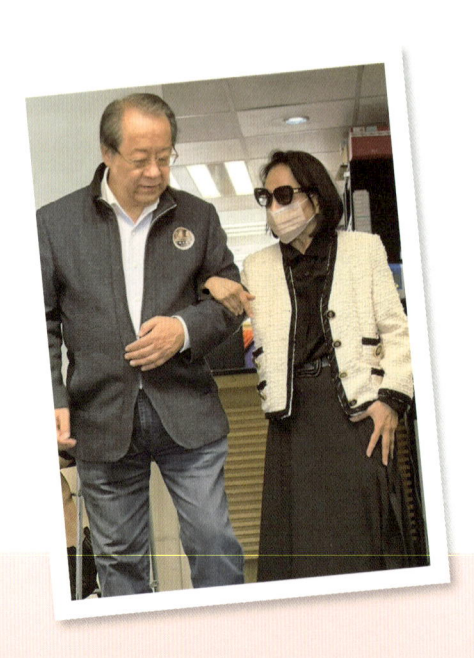

作者序
漫長復健路，喜樂信心走

　　一直以來，我的健檢報告都很正常，也沒有腦中風家族病史。在 2020 年體檢時發現肺部有陰影，經過兩位名醫生檢視後建議我立即動手術去除疑似不良部位，沒想到在微創手術後發現只是發炎，術後預備出院時，我卻中風了！這場病，讓我無法再像過去一樣獨立自在地行動，語言表達也大受影響，大多數時候都必須有人陪伴、協助。

　　回顧過去近四年治療復健的日子，我接觸到許多全新的人事物，也在既有的人事物上有了不同的看見。對我而言，病痛不是一個什麼敵人來攻擊我，也並非因我做錯什麼事得到懲罰，一路走來反而讓我明白，這是一個幫助我重新看待生命和調整自己的禮物。

　　住進醫院之後看到很多前所未見的景況──家人指責、甚至患者不努力復健，外籍看護混時間，言語不理解的誤會

心結，怪象叢生，讓我有感把這些寫出來，讓照顧者與病人，病人與外籍看護間，有著更智慧融洽的相處；病房中有春天，大家互相勉勵一起努力復健出院，回到正常生活，是我寫書的初衷。

人都會生病，任何時刻都可能遇到。無論是被照顧的或是照顧病人的，在過程中要學習怎麼自處、與疾病共存、與身邊的人和諧相容，是一門必要努力修習的課題。

康復不只是身體層面恢復，還包括了心理層面的復原，原來，「心靈復健」更要優先。住在復健病房的期間，我看到大多數病友臉上憂愁苦悶，常與照護者相處不融洽；我總是心生感慨：倘若醫院有更積極、更整全的「全人復健」，成效應該是更好吧！

中風後的復健療程，是一條漫漫長路。經常煩惱憂慮、無法轉換情緒、失去信心，就會被病所困，這條路就更難走了，身邊一切的美好也視而不見。像大多數病友，現在的行走能力和體力不如以往，日常事務也做得沒以前好；但是，「喜樂的心與信心不可隨之而下」，務要持守盼望，盡自己所能，每天活出豐富精彩的生命。

本書各個章節，各有不同意義。從住院到出院，心態與環境的轉換，回家環境的預備與回到生活面的衝擊，心中自我的調適，與外籍看護的緊張關係到融洽，個人心境的轉換從凡事要求到放鬆，這些心路歷程一一在各章呈現。

我也藉此序文特別感謝老公，他使命必達，有許多是超過他的能力，都能勉力達成，是我堅強的倚靠，看到頭髮益白，心疼又感動，讓我堅定的要趕快好起來。謝謝我的兄

妹，他們來醫院探望，是我的喜樂。最想念在天上的爸媽，他們絕不忍心看到我生病了，我要康復，不讓他們難過。

感謝每一位親友、會友與同工們，每個人都這麼愛我，感謝每一位醫療人員細心的照顧我，教導我，謝謝你們的專業及耐心陪伴。要特別感謝每位寫序的醫護人員及親友，謝謝你們的鼓勵及指引，字裡行間都激勵著我，我會很快好起來、走向你們致謝。

最後對自己也拍拍手、加加油。感謝自己依靠神，面對各樣困難苦情中平安度過，在病痛中也能用心生活、享受神所賜的豐盛人生。

◦◦◦◦◦◦◦
楔子
◦◦◦◦◦◦◦

身處病痛之中，
也能成為他人祝福！

「我剛剛打電話給○○醫院問病房的事，
但他們到現在還沒辦法確定床位，
明天就要轉出去了，
現在該怎麼辦啦？你快點來呀！」

四年前，某醫院復健教室一角。

一位媽媽氣急敗壞、焦慮地跟電話那一頭的丈夫大聲求助，空氣中瀰漫著一股急躁的氣息。掛了電話，婦人看見兒子一動也不動站在原地，停止了行走復健動作的練習，更加生氣地說：「怎麼停下來不做了！趕快繼續做呀！」

043

我正在教室某個角落，認真進行物理治療師指定我每天該做的平衡訓練，正巧看到這位媽媽一邊催促、一邊拍打兒子不要偷懶，沒想到兒子竟也隨即伸出手擋住母親揮打他的畫面。

當下感覺這對母子的衝突將一觸即發！心頭一轉，想想這一天的復健課程已差不多完成了，教室氣氛又不是挺好，我還是先離開吧！乘著輪椅經過這對母子身邊準備從門口出去，突然間我心底生出一些感動，本來是打算避開這個對立場面，但我竟然要求看護把我的輪椅推回到這對母子身邊去。

印象中之前曾與這對母子在之前同一家醫院接受過復健治療，彼此應該不陌生，只是從未交談過。在這種情況下，好像不太適合介入他們的紛爭，可是我不知從哪來的靈感，竟對著這位生氣的母親說：「妳兒子應該是不忍心看妳這麼辛勞！」媽媽瞅著我，我接著說：「他很棒欸，妳不在的時候，我經常看到他自己一個人練習走路哦！」媽媽怒目橫眉的臉稍微緩和下來，靜靜地不發一語。

本來一直低著頭的年輕人正眼看了我一下，這時我對他說：「媽媽是愛你擔心你，唯有你好好做復健，媽媽的憂慮才能少一點。上帝祝福你早日康復！」幾句話講完我便走了，把教室留給他們。後續如何未能得知，不過之後每當這個年輕人遇見我的時候，總會微笑點頭示意，看來我的介入是有效果的。

　　這件事也為那時的我帶來極大的啟示與信心：儘管我的身體生病了，自行站立走路都還困難重重，但我的心靈仍是健全自由的呀！換言之，肢體行動縱使無法像過去那樣靈活，仍然有需要協助他人的時候，我們還是能有所作為，可以成為別人的幫助與祝福！

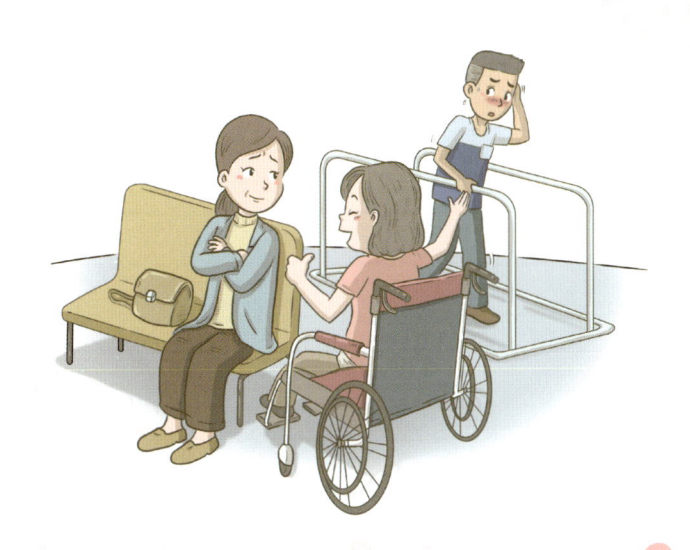

Part 1

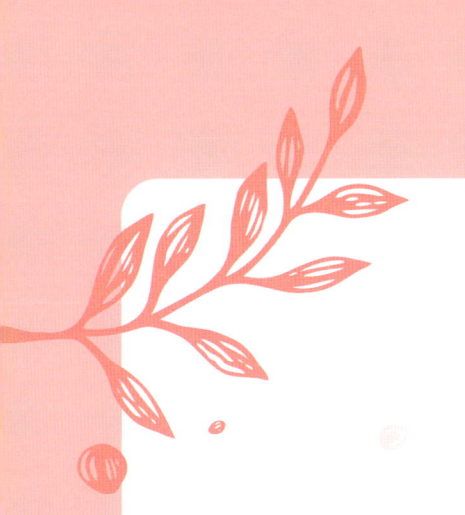

人生翻轉！在復健病房裡的 154 天

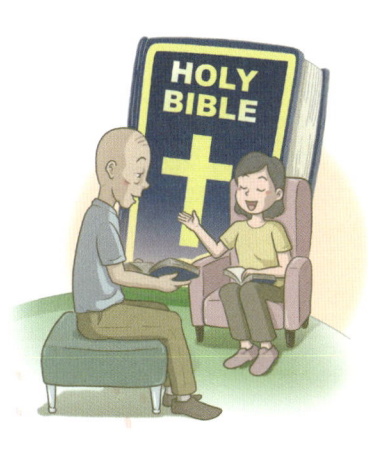

只是肺部動了個手術，
竟變成中風！？

迷迷糊糊中醒來，耳裡聽見似乎有幾個人帶著哽咽、泫然欲泣的禱告聲，睜開眼一看，是我的丈夫——朱奔野牧師，以及施富金牧師和王月華長老站在我的身旁，迫切地為我求告上帝。怎麼，我不是正開開心心準備出院嗎？此時怎麼躺在床上，而且是肢體癱軟無力⋯⋯。

健檢發現肺有異狀

　　2019 年 3 月在每年一度例行性的高階健檢中，向來都是優等生的我，被告知左邊肺部出現了小白點。因為健檢診所醫師建議持續觀察，加上我過去的健檢報告都是黑字，因此我沒太在意，仍然如常忙忙碌碌，一邊處理公司的事，同時在教會服事、牧養。原本應該在隔年三月再進行的全身健康檢查，也因為實在太過繁忙，一拖又超過 8 個月，直到 11 月初才勉強湊出時間到健檢診所檢查。

幾天後回診聽取報告，驗血相關的數字還是跟往年一樣沒有紅字，統統過關！然而，奇怪的是，醫師卻說我左邊肺部的白點變成了扇狀的陰影，他建議我趕緊再到大醫院做確認，但也透露了他的初步評估，「有可能是第二期腫瘤。」

當時我第一個想法就是得盡快跟先生交代「帳戶還有多少存款」這一類現實面的事，同時在最快的時間到某教學醫院的胸腔科門診追蹤檢查。透過正子斷層掃描等檢查，醫師診斷惡性腫瘤的機率是 70%。由於是扇狀型態，無法做切片來確定，可能需要考慮手術切除。

聽醫師這樣解說，我就覺得身體既然長了壞東西就要趕快去除。經由朋友介紹，我選擇另一家醫學中心醫院接受微創手術切除疑似病灶，動刀過程很順利，不過結果卻出乎意料！手術後組織化驗證實我的肺部並沒有長不好的腫瘤，只是單純的發炎罷了，白挨一刀。

手術成功，我卻出不了院

感謝手術終究是順利完成，肺癌也僅是虛驚一場。3 天後，我可以返家了！記得那天上午十點半，我還愉快地享受

著醫院準備的芋泥、地瓜甜湯，但吃下後隱隱有股不適感。當下也不疑有他，一面收拾個人物品，一面等著先生來接我出院往宜蘭旅遊，心情是開心的，但身體卻是難以形容的不舒服，噁心反胃。等我一彎腰把病房抽屜裡的東西拿出來，剎那間一陣天旋地轉，只覺得眼前的一切都止不住地翻轉，上下左右全亂了套，暈眩不已，接著兩度將食物全嘔了出來。

此時看護剛從樓下買完東西回到病房，極度難受的我像是看到浮木一般，趕快抱住她，掙扎的力氣或許是太大了，看護一時間也 hold 不住，我便手腳癱軟倒了下來。緊接著，已經辦理出院手續來到病房接我的先生，眼前的景象就是我整個人軟趴趴地倒在地上的模樣。

下午一點半，經過神經內科和胸腔科醫師會診的初步判斷，懷疑是手術麻醉的關係使然。但到了傍晚六點，他們覺得不太對勁，「也許要往中風的那條路去找」。於是，昏昏沉沉的我被安排隔天一早做核磁共振（MRI）檢查，最後診斷我是「小腦梗塞型中風」。

二十年來，我每年接受抗衰老醫學的專業諮詢和協助，一直很注意維護自己的身體機能與健康，健檢總是能交出

漂亮的成績單，為什麼還會突然間中風？相關科別的醫師們也很納悶：這個人身上看不見任何中風的因素啊！因為無法查出確切病因，後來只能用「罕見」來解釋。

病從何來？事出必有因

雖然西醫診斷判定我罹患的是「小腦梗塞型中風」，但卻找不出病因，我更是百思不得其解，向來我自以為做了很好的健康管理，這樣的病不可能找上我才對！但病發後我逐一檢視過往這幾年來的種種，的確有了新的看見與反思！

疾病不會無緣無故找上門，其實都有徵兆可循，其中一個警訊，是我在 2019 年時出現了眼瞼下垂的症狀，當時也沒感受有什麼不舒服，只覺得照片中的自己，眼睛怎麼越來越小，也讓人感覺我總是睡眼惺忪、睜不開眼！很多朋友甚至熱心推薦醫美診所，我因此曾求助過兩家整形外科，仍有此情況，醫師則提議割雙眼皮、移除眼袋、提眼瞼肌等解決方案，我也乖乖配合繳了訂金，預約日期準備做臉部微整形手術。

不過，這實在違背我追求自然、不喜歡在臉上動刀的原則，在預約手術當天，心裡依然十分抗拒，索性撒了個小謊：「我出去洗個頭。」就這麼落跑，任何手術都沒做。

另外，先生也注意到我的嘴角和眉毛偶爾會出現不自主的抽動，懷疑可能是顏面神經痙攣的徵兆，要帶我去看醫師。我倒是沒什麼感覺，也不是很在意。後來隨著眼瞼肌無力的情況越來越嚴重，我也想把眼睛下垂的原因搞清楚，到醫院做電腦斷層檢查。但神經內科醫師說一切正常、沒有問題，我便不再多想，仍然一如既往的忙於工作，逐漸忽略了眼瞼下垂帶來的不美觀與不舒服，以及背後可能代表的健康警訊。中風後我看了很多醫療資訊，才知道眼瞼下垂跟腦部疾病有關。

除此之外，以前我在精神和生活層面上的某些不良習慣，例如水喝太少、咖啡當水喝、睡眠不足，恐怕也是導致生病的危險因子，但是過去從未察覺，總是習以為常，直到生病後方有醒悟，往後的篇章會再細述。

2020年底的那場手術，我們以為只需要住院幾天就能恢復日常生活，殊不知轉瞬之間出現了如此無常的變化，

不僅讓我在醫院裡足足住上五個月的時間，此後的生活及生命亦隨之產生了巨大的翻轉！

認識小腦梗塞型中風

中風是腦血管發生阻塞（缺血／梗塞性中風）或破裂（出血性中風），使得腦組織無法獲得所需的氧氣和營養，導致腦細胞受損、凋亡。而小腦是大腦的一個小區域，位於大腦後部，靠近腦幹，和大腦一樣分成也左右半球，主要掌控隨意運動（自主運動）的協調、平衡和姿勢的維持、運動學習及一部分語言能力。因此，當小腦因血管出血或阻塞而中風時，便可能會損害上述提到的任何一個或所有功能。

一般小腦中風的比例較低，也不像多數中風常看到會有臉歪嘴斜、癱軟無力等狀況，但最嚴重亦可能會危及生命。引發小腦中風的危險因子和其他類型的中風相似，像是吸菸、糖尿病、高膽固醇和高血壓等都是。通常會出現的徵兆和症狀包括：頭暈、眩暈、噁心或嘔吐、昏睡、頭痛、肌肉無力或癱瘓、視力問題，並帶來行走困難、複視和言語問題等長期影響，如果及早治療，康復的機會很高。

從急性期到緩和期：
治療過程中的點點滴滴

過去，我對中風這個疾病的認識很有限，只停留在嚴重會導致死亡、會半身癱瘓、關節會變形或顏面肌肉無力的印象。但是當自己被宣告腦中風之後，才知道中風有各種不同型態。以我的狀況來說，過了急性期之後，自己用餐、穿衣、寫字都沒什麼問題，但身體卻失去了平衡協調的能力，口語表達亦受到影響。儘管對發生這樣的事感到很意外，但我也明瞭唯有積極正向復健治療，才能回復以往的生活品質。

歷經三個月，病況逐漸穩定

幸好，我昏倒的那一刻人是在醫院裡，能夠在黃金時間內進行急救。要是晚了一些時候，在雪隧前往宜蘭慶祝出院的路途中才發生，就難以想像後果會變成如何……。

聽到醫師做出「中風」的診斷，確實是有詫異、不解，但心情並沒有受到很大的影響，也不曾感到懼怕、沮喪或

有負面情緒。當下突然還產生了一些意念，甚至覺得未來一切都會有好的轉變！

「讓我最掛心的教會會變得更好、我先生在教會的服事會更有恩典、我和先生的關係會更好、我和那些分散在各地居住的兄弟姊妹的互動也會更好！……」

我彷彿能看到這樣的畫面，那麼生病就不是一件壞事！上帝自有祂的美意！

我受到損傷的部位是左側小腦，最初躺在床上時雙腳沒力量，連腳底板彎下再抬起這樣的動作也十分艱難。

生病的第一個月是一個意識混沌不明的狀態，身體既不舒服，腦袋也是昏昏沉沉的，一天到晚被推著去做各式各樣的檢查。覺得手腳好像已經不是自己的了，非常僵硬、動彈不得，明明想著「把手往上舉」、「左腳抬起來」，但怎地就是不聽使喚、無法使力完成動作，四肢就像是失去了它該有的功能。

進入第二個月的半混沌階段，意識慢慢恢復了一些，

這時我決心不可以只當一個「飯來張口，衣來伸手」的病人！雖然手還是相對沒什麼力氣，但我堅持自己梳頭綁頭髮、刷牙、穿衣、用筷子吃飯，能夠親自動手做到的，就算速度比較緩慢，還是要求一定自力做到，至少我可以把自己能夠掌握的部分盡可能做好，對吧？

頭兩個月的復健課程，都是跟著治療老師的指導，教什麼我就依樣畫葫蘆，不知所以然。等到中風的第三個月，意識總算更清晰了，我覺得應當更有策略地學習。於是在做每一個動作時，開始會主動問老師：「這是要訓練我的哪個部位？可以改變我什麼地方？」知其所以然，能夠幫助我把動作做得更到位，並能掌握當中訣竅。

醫護巧思開啟我的復健之路

從意識不清到病情邁向穩定，多虧了專業醫護團隊的治療和照護，這當中有兩件事特別令我印象深刻。

中風剛發生沒多久，為了要確認中風的部位、類型和嚴重程度，我住進了神經內科病房，那時排尿都必須引流到尿袋裡。當醫師評估病況可以轉入復健部病房，其中一個

最重要步驟就是要能拔掉我身上的導尿管、恢復自行小便。嘗試幾次都無法過關。

當時我的先生提議請全教會的人一起為我禱告，立刻被我拒絕，一方面我愛面子，另一方面不想以這種事驚動大家。不過這天晚上說也奇怪，突然就來到通過與不通過的臨界點，若是沒通過，要一週後再測，這時就很容易引起感染，而全教會上百人為此禱告。

隔天，一位男護理師將他的手機放在我床邊，啊！耳裡傳來清新悅耳的流水音樂，護理師並沒有多說什麼，隨即貼心地離開了病床。在背景音樂聲中，我想像自己正在一座花園裡……，很快地竟就產生尿意，排尿的量剛好過關，因而能順利轉移到復健病房，開始復健治療。

然而，復健初期肢體乏力，我很難把動作做得完整。某日，治療師突然問我：「你最熟悉的詩歌是哪一首？」聽到我的回答後，他馬上拿起手機播放我愛聽的〈從早晨到夜晚〉，讓我順著節拍一邊歌唱一邊做動作。

噢！原來老師是想藉著熟悉感的音樂，讓我的身體和動作與音樂有互動連結，然後就能在放鬆的氣氛中，慢慢探索出我的身體還有哪些能力，或是還有哪些不足的需要加強，真是聰明的方法！

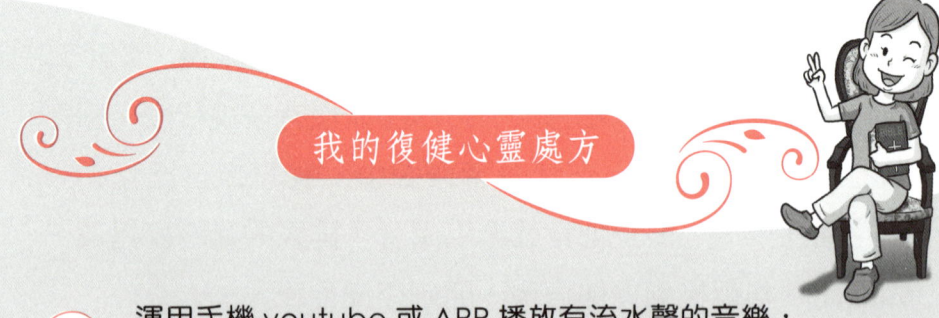

我的復健心靈處方

1. 運用手機 youtube 或 APP 播放有流水聲的音樂，有助病人尿意感，加速解尿。

2. 了解病人的信仰並藉著喜歡且熟悉的歌曲，引導病人輕鬆邊唱邊做復健訓練。

中風病程 3 階段

● 急性期：
是指送醫後直到穩定的時間，多數是一週，中風剛發生時的症狀可能會有明顯的改變，例如手可以慢慢恢復動作等等。也有少部分患者會惡化，有些患者表示剛進醫院時手腳還可以動，隔兩天卻完全無法活動。這可能是中風發生的過程比較慢，症狀逐漸顯現出來。

● 亞急性期：
泛指中風後三個月內，症狀多以穩定，透過復健課程仍有恢復的空間，這個階段患者恢復的速度和幅度較大，常見的症狀包含手腳無力、吞嚥困難、意識狀態不佳等等。

● 慢性期：
中風後三個月以上，多數的急性期症狀像是意識不清、暈眩、頭痛等已好轉。但是手腳無力、吞嚥困難等中風後遺症會有不同程度的殘留，此階段透過復健仍有改善症狀的機會，不過改善的速度和幅度不像亞急性期明顯。

（本文參考原水文化《中風復健這樣做，提升自我照顧力》王柏堯 & 楊昀霖等 7 位中風復健專家著）

病房內的模範生！
連睡覺也在做復健運動

「姐，我接下來可以暫時不來看妳好嗎？因為我總要假裝很快樂的樣子，避免妳難過，但一出了病房我就會大哭一場……」發病住院期間，長居美國的妹妹回台探望病榻上的我，某天忍不住這樣跟我說，她無法接受向來優雅俐落的姐姐居然變成了這樣。我於是暗自打定主意：我一定要站起來，讓周遭關心我的人不再擔心！

找到復原動力，堅信自己會好起來

面對疾病，除了配合醫療之外，堅持「我要變好、我會康復」的正向信念，是我的另一帖療癒處方。

發病初期我還無法動彈時，需要有人協助推床去做復健，每每經過長廊的那一刻，望著天花板突然想到已在天上的爸爸媽媽，要是知道我遭逢如此重大變故，那該有多心疼啊！

「爸媽，你們不要擔心哦！我會讓自己好起來的。」我默默地在心裡告訴他們。

在復健住院的期間，對於有人「探病」我的心中是很排斥的，因為我不希望看到大家為我流眼淚，特地選了一家地理位置較偏僻的 PAC 後送醫院，增加別人來看我的難度。有些人不明所以，還以為我或許是手腳癱瘓還是顏面神經麻痺才不想讓人來探病。妹妹因了解我的這點心思，才會在我面前強顏歡笑、掩藏情緒，手足對我這般不捨，親情的愛與期待，更加燃起了我努力復健的鬥志與勇氣。

激勵自己要恢復健康的動力，還包括我身為師母的位分，我在牧養全體會眾，應當要成為他們的榜樣。而隨著每次最親愛的老公朱牧師來病房看我，我總是感覺他好像又變得老一些，想想如果我再不快點好起來，也許就換他要倒下來啦！

希望快快痊癒，無時無刻都在復健

於是，我積極認真地做復健，縱使躺在床上我也不浪費時間，仍然按照老師指導的床上運動，伸展雙手、抬抬

腳，勤做訓練。口耳相傳之下，不少醫療人員或病友與家屬都知道醫院的五樓病房裡，住了一位主動積極進行復健的我。某天，同病房的病友甚至跟我說：「你怎麼會連睡覺都在做運動呀？」我在想可能是自己真的太期盼能盡快像以前那樣正常走路了！

記得曾經有一天夢到兩位韓國的傳道士來看我，夢裡我們一起開心談天，接著討論中午要吃什麼、去哪裡吃之類的話題，然後我就說走吧，很自然地就站了起來，如同以往輕鬆的走著……多麼美好啊！當我醒來後，發現原來是南柯一夢，唉呀！真是太可惜了。

大約是復健三個月後吧，讓我既尊敬又喜愛的復健科蔡老師跟我說要準備成果發表囉！原來他們把我復健時的樣子錄下來製成影片，demo給所有的治療師們看，那時我才知道原來醫護人員都視我為復健病房裡的模範生。

我想除了我盡可能把握時間多活動自己的肢體之外，可能也和我情緒不曾有過什麼波動、始終保持樂觀有關係吧。從中風的那一天開始，我從未有過埋怨、哭泣，主治醫師來病房裡看我時甚至說：「這麼多病人裡面，只有你是笑笑的！」

學習正向思考、轉換心情往前看

或許這是因為長久以來無論是經商還是教會，我在碰到困難時，會立刻尋找解決方法並執行的個性和習慣相關。一次，在治療教室復健的過程裡，我聽到旁邊的病人突然哭了起來，對著治療老師問：「我為什麼會變成這樣？」可以理解意外罹病的人感到震驚無助、心生憤怒或怨懟是很自然的，因為身體有病痛，面露愁容也是在所難免，這樣的苦難我也親身經歷了，所以能感同身受。

不過，「為什麼是我？」、「我怎麼這麼倒楣？」負面的想法永遠沒有答案。對於已發生的事實，我的看法是：悲傷、沮喪、憤憤不平是沒有幫助的，只能積極往前看。

事實上，我病後體質變得很容易受到天氣影響，不管是生理或心理，有時候也會陷入小小的低潮。然而，當我意識到自己有這種感受時，會馬上轉移我的眼光，轉去看正面、積極、好的那些部分。而且，做復健時我的身體也不全然是舒適無病痛的，常常都處在頭昏手麻的狀態，但還是照樣運動。因為我曉得，現在或許並不容易，但並不是盡頭啊！

我鼓勵病友們，只要振作起來、積極正面思考，採取行動，就代表我們正走在康復的道路上，要對自己更要加增信心！

我也把哥哥來探病時對我說的話和大家分享，他告訴我要學習兩個字──「淨」和「靜」，意思是說：思想要很乾淨，沒有負面的想法、恐懼或委屈的情緒，並且要保持安靜，然後就可以產生能力。感謝他的提醒，對我來說是很受用的，任何人無論是在面臨困難或挫折時，都可以朝這個方向試試看！

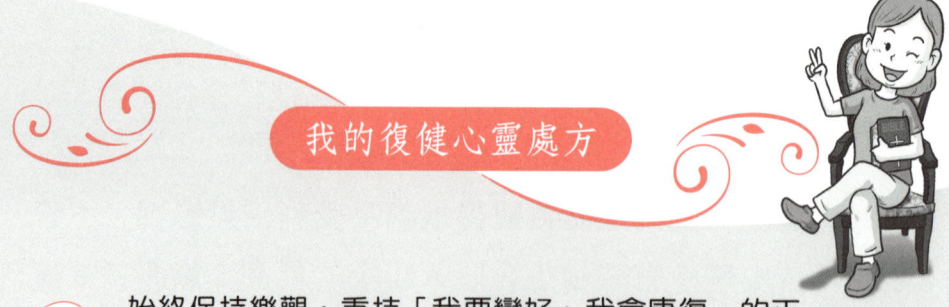

我的復健心靈處方

1. 始終保持樂觀，秉持「我要變好、我會康復」的正向信念。

2. 悲傷、沮喪、憤憤不平，無助病情改善，唯有正向思考、轉換心情看好的部分。

3. 學習淨和靜：讓思想乾淨，沒有負面想法、恐懼或委屈的情緒，保持安靜就可產生力量。

每 28 天轉院一次，
看盡病房悲喜

我把生病、復健的過程看成是一趟信心之旅，而住院的 5 個多月是旅程中非常重要的一段。就像旅行途中會出現不同的風景、出現不同的旅伴一樣，我也看到了許多病床邊的照護現場，見到病友看待自身疾病的心態，感動、感觸之餘也反思：該怎麼做才能讓旅程更有果效！

生病住院由誰來照顧最適合？

因健保規定單次住院復健的天數為 28 天，所以面臨長期復健治療的中風病患必須每四個星期就轉到另一家醫院（編註：見本篇文末說明）。這也意味著，大約每個月都接觸認識與自己同房的新病友，因為朝夕相處，能近距離觀察到病人和陪病／照護者日常最真實面。

曾有位老太太，每天總是會嗯嗯啊啊地哀嘆自己不舒服，我猜測除了生理因素，會不會也受到一部分心理的影

響呢？聽聞她的兒子在美國工作，收入很不錯，可是我卻從沒看見有任何子女來探望過。這使我百感交集，感覺這位太太缺乏親情間的關懷與互動，看來相當孤單。

當然也有很令人動容的故事。一個八十多歲的老媽媽中風，後來是小兒子決定在五十歲左右提早退休親自照顧母親。他真的是用愛心在照顧，每當媽媽踏出病房時，頭髮總是梳得整整齊齊，嘴唇還擦上了口紅，坐在輪椅仍然精神奕奕的。

還有夫妻間陪病照顧的兩個反差例子：同病房一位婦人的先生本來在大陸經商，一聽到太太生病住院，立刻放下大陸的工作，回到台灣悉心照顧。也觀察到有位太太前來照顧行動不便的丈夫，嘴巴一直叨叨念念罵個不停，態度好兇！

以往我們的傳統文化都認為，生病者由家人來照顧才是理所當然的事，但在醫療現場或周遭環境中，就如上面的例子中看見主要該照顧的家人中，有些犧牲奉獻、心力交瘁，也有些卻冷漠以對、互相推諉……以致被照顧者（也就是病患）冷暖自知、感慨萬千。所以，家人真的是最適

合的照顧者嗎？關於這一點，從我生病住院數個月待過不同醫院病房的感受及切身的經歷，我認為答案不是絕對的。尤其從台灣已邁向超高齡化社會的長照政策來看，當家裡有生病需要被照顧的人，不論是住院治療或出院回家後仍無法自理個人需要，每個家庭都會碰到各自的難處與需求，慶幸如今已經有很多的政策及社會資源可以運用幫忙了！

就我所知，出院後，如有後續照顧需求，可主動跟病房護理師提出來，醫院出院準備服務中心即會協助提供後續照顧資源與評估建議；也可洽詢1966長期照顧服務專線或各縣市長期照護管理中心。

看護百百種，生病的人需要怎樣的照顧者？

如前所說，生病住院除了由家人來照顧，另一種常見方式是聘請看護，不過照顧者的經驗和品質很難周全。

首先我觀察到，很多專職照護的人本身健康其實也不怎麼好，包括在醫院照顧我的第一個看護，自己就是一名需要施打胰島素的糖尿病患者。在照護病人的過程中，他們付上了不小的代價，特別是睡眠。看護的床自然不比一

般睡床舒適,再加上被照顧的病人一有什麼動靜,照顧者都會有警覺,我想他們晚上應該不會好睡。工時長、睡眠品質普遍不佳的情況下,身心自然承受了不小的壓力。

難免也會看到一些看護對待病人的需要消極冷處理、做事比較馬虎。比方說曾有位隔壁床的病友多次呼喊看護的名字表示要上廁所,就連我都聽見了,但看護一直到被多次大聲叫喚,這才氣呼呼的起身。當然也有很盡職、懂得關懷他人的看護。有個照顧我的越南籍職業看護,某次提醒我要吃得營養一點,沒想到就自己主動跑去買了鮭魚蒸熟,為我的晚餐加菜。

24小時全天照顧是一件很累人的事,無論主要照顧者是家人或是有受過訓練認證的專業居服員,如果心智不夠成熟、身體不夠強健,對自己和被照護的病人都不是件好事,而這也會影響被照顧者的信心。前面提到為照顧母親而提早退休的那位用心的兒子,我每次看到他都是一派輕鬆自在;但是負責照顧另一位老太太的女看護,則是每天一副愁苦模樣,以致被照顧的兩位病友看起來的身心狀態也有很大的差別。

要達到有品質的照護，確實不容易，尤其若是聘請看護，很多時候都像是碰運氣。每個家庭的狀況、考量都不相同，有些只需在醫院住院期間透過醫院合作的機構找專業的醫院看護，也有一部分需要出院返家後找居家長期或短期、日間看護或是 24 小時看護，往往家屬都只能在足堪的經濟負擔與病人的病況做出一個比較折衷的選擇。

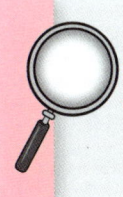

復健可視失能程度選擇適合的復健方案

由於目前的健保制度限制住院復健的天數，限制的目的是為了讓醫療資源能夠平均分配，避免單一病患占用同一個床位過久。但這樣的用意會使得患者與家屬感到疑惑。因為例如本次患者進入 A 醫院，約一個月之後，就要轉去 B 或 C 醫院繼續住院，許多患者就會苦惱，每個月都要轉院一次，除了復健課程會中斷之外，有時甚至未必能夠排到醫院。另外，出院之後中風患者如何安排復健，甚至是出院後的新生活都是難題。

一般來說，國內有多種提供中風復健服務的管道，最常見的就是健保系統會提供住院復健或門診復健這兩種方案，做復健的場所都是在醫療院所，兩者最大的差異在於復健的次數以及住院與否。

其次，比較多人使用的方案是急性後期整合照護計畫（PAC），這是衛福部的專案計畫，提供給中風病人快速、密集復健的機會，一樣是住院的性質。

再來是使用長照 2.0 計畫中的居家復能，這也是由衛福部辦理，透過各縣市長照中心的管理，派遣治療師到家中指導，政府會補助申請民眾相關的費用。

最後則是自費課程，這種中風自費課程近年來新興於坊間診所、物理、職能治療所，患者自費購買課程，由治療師一對一針對您個人的復健需求，規畫適合的課程。

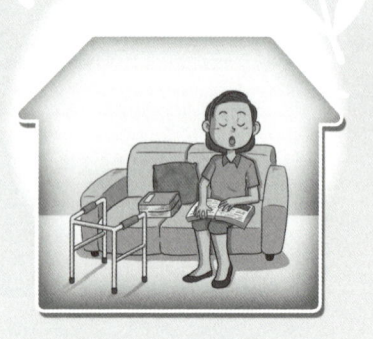

（本文參考原水文化《中風復健這樣做．提升自我照顧力》王柏堯＆楊昀霖等 7 位中風復健專家著）

雙眼難睜開，
那就先開啟心靈之窗

身為一個眼睛打不開、身體失去平衡的病人，除了專心休養和接受住院治療，還有什麼能做的嗎？「羅小姐，能不能請你幫一個忙？」咦！我自己連行動都有困難，說話也不再像以前那樣流暢有力，好多事都要別人來協助我去完成，還能幫上什麼忙嗎？

視茫茫的中風牧師，竟能幫助失語牧師讀《聖經》

大多數人的印象中，一個生病的人就是弱者，剛倒下的那段時間，我是這麼認為的。畢竟中風初期體虛氣弱、凡事都需要人來照顧；再加上之前我眼瞼下垂、視野變差的問題，在中風之後變得嚴重，眼睛更難打開看！

當我還正處在這樣一個半混沌期的階段，有一天醫院裡教導我的語言治療老師突然詢問我能否幫個忙。原來是一位同樣腦中風的男性病友，而且也是牧會的牧師，他因

大腦負責口語的部分受到損傷,出現語言障礙。

「無論如何他都不願意說話,我們想說您或許可以用信仰、《聖經》的話語來幫助我們……」

其實我是很猶豫的,因為對方是完全陌生的,不知道自己可以為他做些什麼。最後是在語言治療老師和先生的鼓勵下,才決定試試看。

進到復健教室裡,看見一位頂著光頭的男人和他的太太、語言治療師,自我介紹之後,因為我的眼睛很難張開,無法一邊看《聖經》一邊讀,於是我只好就腦袋所記得的經文盡可能背誦出來。一個目不能視的中風病人,對著另一個口不能言的中風患者,喃喃叨叨地說了半晌,多麼奇妙的畫面!

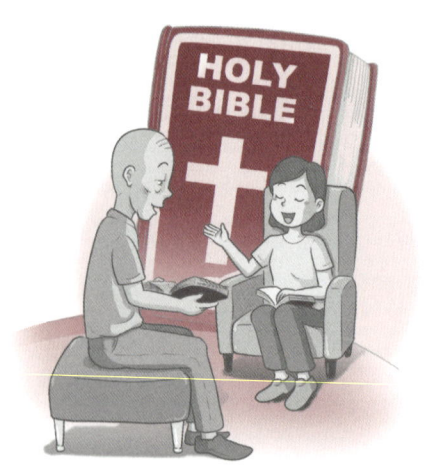

終於，我從努力睜開的眼睛小縫中看到原本表情淡漠的失語牧師，雖然仍是說不出話來，但已經嘗試動嘴巴開口了。我相信他在說：「阿門！」真奇妙，他還面帶笑意，我們便「一起背讀」了許多聖經經文。當下我有個直覺：他必定會再次說話且必痊癒，相信他會越來越好的。

同病相憐，有能力主動關懷付出更加蒙福

　　「有個眼睛打不開的羅小姐，用《聖經》和一位拒絕說話的病友溝通。」成了流傳醫院的軼事，而這段奇妙的經歷也讓我突破對自己的設限，儘管身體部分功能暫停功能，但是其他機能可以運作呀！就算是病人，仍然可以是分享愛心、幫助他人的人。

　　特別是在生病之後，我深深感受到自己是一個蒙福蒙恩的人，身邊擁有很豐盛的資源——共同打拼數十年的丈夫依舊是我最堅實的依靠、經濟上得以負擔治療與看護需求；兄弟姊妹和教會會友們給予持續的關心。但很多病友卻不是如此，比方與我同病房的安娜，就是一個在人事物各方面相對都比較稀缺的例子。

安娜因為中風住院，先生來陪病時適逢病房樓上有體檢，但卻在做完體檢後不知什麼原因過世了，接著又發現自己罹患大腸癌，手上積蓄不多，身旁也沒有親友。初期她對生命已不抱有任何期待，經常沉浸在負面情緒裡，而我能做的很有限，只能盡量傾聽她的擔憂和苦處，有機會便用正面的話語來鼓勵她，也為她禱告。出院之後，我們雖然分道揚鑣、各自回到家中，為了讓她知道她不孤單，於是我請託教會朋友幫忙訂購營養品定時送到她家，一來為她補充體力，二來期待透過這樣持續的關心，能使她生出勇氣和信心來。

「師母好，一月九日回診時醫生看到我說氣色很不錯，抽血、照 X 光檢查確認病情逐漸穩定下來，現在不需要再打針化療，先用藥物控制就可以了。我真的很感恩你，謝謝妳送雞精讓我長胖、增加不少營養⋯⋯我會繼續努力的，愛你哦！」

年初，安娜錄了一段三分多鐘的音檔給我，敘述她的近況。過去她講起話來氣若游絲，現在卻能有氣力的說話，得知她越來越有信心、身體也越來越強健，我們兩人一起朝著更健康的目標邁進，讓我的心裡備感安慰。

何等恩典！我有充足的資源，無論物質、人際情感支持、心靈的供應皆是豐富。過去身體靈活有力時，可以關心、幫助會友，而如今這樣的能力並沒有消失呀！看見需要協助的人，在範圍內還是應當略盡棉薄之力、祝福他人，相信「滋潤人的，必得滋潤」。我自己的感想是：病友之間相互傾聽、分享、加油打氣，可以減輕自己面對疾病的孤獨感，如果有類似的病友會能加入是很好的一件事，對於資源、信心不夠的人，來自團體的良性互動和支持尤其重要。

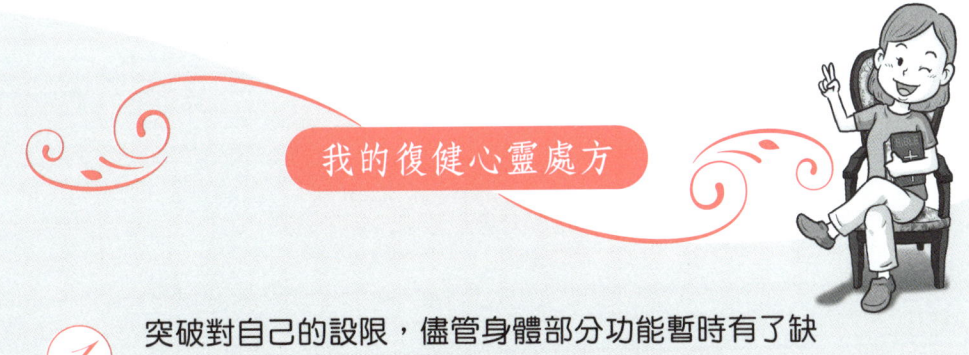

我的復健心靈處方

① 突破對自己的設限，儘管身體部分功能暫時有了缺失，就算是病人，仍然可以是助人之人。

② 看見需要協助的人，在範圍內當略盡棉薄之力、為他人求福，相信「滋潤人的，必得滋潤」。

③ 如能加入病友會相互傾聽、分享、加油打氣，可減輕面對疾病的孤獨感，並得到支持與信心。

Part 2

與後遺症共舞
健康自己把關

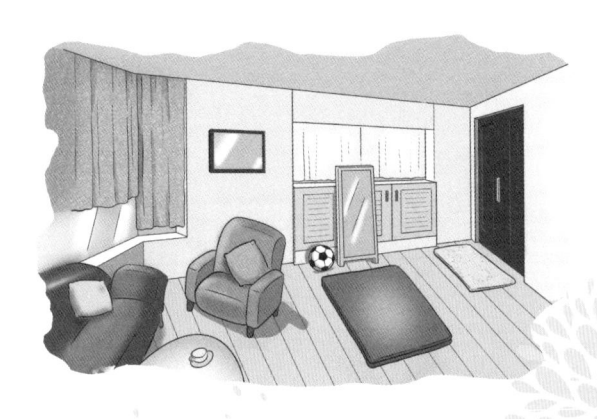

我漂亮的家
成了復健教室

5個月啦！我告別住在醫院病房的日子，終於可以回家，復健的環境已經不是醫院原有的設施，而是自己最熟悉的家了。接下來同樣得靠自己積極主動復健、還要用這副不像以前如常行走的身體回歸日常生活，這又是另一個新的挑戰！

居家環境友善改造，無障礙自理生活

早在發病初期我就設定「生活全部都可以自理才要出院」的目標，但是真正出院時的我其實還無法自行走路，必須倚賴著輪椅，但我的先生十分堅持，認為我應該回到最熟悉的環境裡休養身心，直接面對真實的生活；再者，我想到自己一直待在病房，照顧我的人，長久下來承受了不小的壓力，一旦我返家可以讓他們都得到釋放，於是便不再執著當初許下的心願。

雖然我回家之後有看護能貼身幫忙，但我卻不想當一個完全被照顧的人，再加上需要自行在家中練習復健動作，居家空間必須做一些改裝。我的先生向來就富有創意、擅長設計，在我決定出院的同時，他已經完成規劃及改裝友善的環境。我那時只跟他說扶手希望是跟牆壁一樣的白色，盡可能讓空間風格看起來比較一致。

　　沒想到踏進久違的家門，巡視一遍後，驚喜看到這個家變成友善的明亮復健環境，不論公共空間、浴室、臥室牆面都新設了穩固的安全扶手，更出乎意外地，將一個浴室門拆掉改為電動門。當我要如廁、盥洗沐浴時，都可以很順手又安心地一個人在裡面活動。

　　自從生病住院以來，我還沒能自己完成洗澡這件事，發病後第七天開始都是由看護協助，而在這之前因為自身活動有困難、別人也難以把我攙扶到浴室，是用乾擦方式清潔身體。畢竟洗澡是一個蠻隱私的行為，不過第一重點還是要具備百分之百的安全性，能夠讓我在無障礙的狀態下自理日常生活，真是太好了。

醫院、居家復健並行,讓功能更快恢復

出院時正好是 COVID-19 疫情肆虐台灣的期間,暫時無法到醫院門診進行復健,但復健可是不能停啊!於是我便請人幫忙詢問可以到府指導復健的治療師,後來也在朋友介紹下請健身教練來家裡教學。因為要學習的動作很多,比方說我想要恢復正常行走,要像小 baby 一樣先學爬;想要走路的步態更好看、步履更穩健,則要加強平衡訓練等等,所以會需要很多道具、用品的輔助。諸如平衡球、爬行墊、瑜珈墊、穴道按摩球、啞鈴、腳踏板、可以觀看自身姿勢的鏡子,應有的一切都很齊全,甚至連地板都貼上十字形狀的膠帶用來確認動作是否均衡協調。從此,我原本美麗精緻的家儼然成了復健教室啦!每個角落都能看到復健輔具和設備,方便我居家練習。

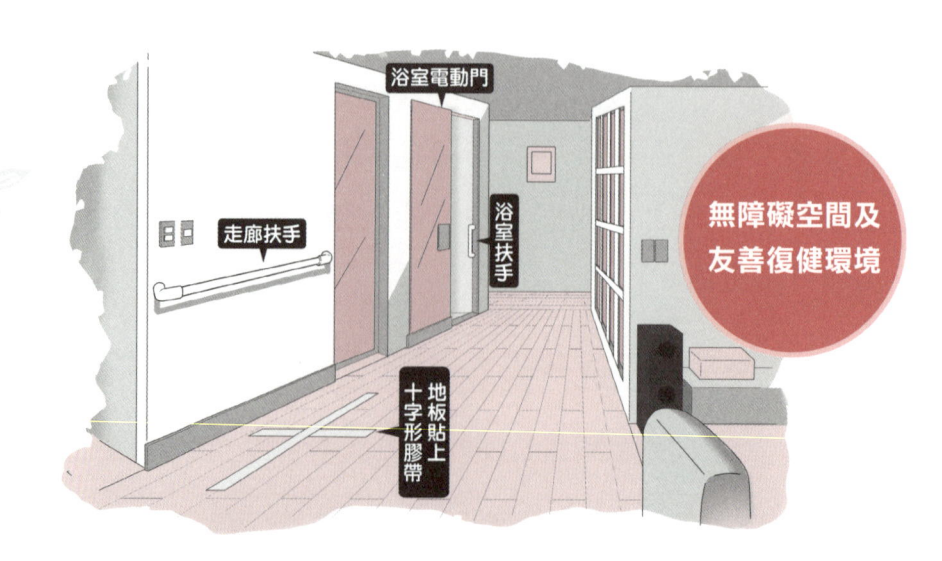

無障礙空間及友善復健環境

- 浴室電動門
- 走廊扶手
- 浴室扶手
- 地板貼上十字形膠帶

疫情解禁之後,我也一刻不得閒,趕緊安排固定時間回到醫院復健。和住家環境相比,醫院裡的設施和環境更完整更專業,大家一起做復健也更有動力!當然居家自主運動、訓練也依舊不間斷,因為我知道自己得多加練習,動作才能做得更到位,功能可以恢復得更理想。

讓居家復健環境更友善、無障礙

- 走道、浴室加裝穩固扶手:確保移動行走的安全,也可作為復健訓練使用。

- 浴室地板要防滑且沒有門檻:提升居家環境安全、預防跌倒。

- 要有四邊椅腳、穩固有扶手的洗澡椅:可以採坐姿進行淋浴,維持穩定、保持平衡。

- 裝設可照全身的鏡子:復健訓練及運動時,可觀察自己姿勢是否正確。

- 地板貼十字形膠帶:幫助動作定位,進行與平衡協調感相關的訓練時能做得更確實。

- 留個空間鋪瑜珈墊:墊上運動對核心肌群的鍛鍊、強化身體的穩定度很重要,必須騰出一個足夠的空間鋪放瑜珈墊。另外,若能在臥室也備有瑜珈墊更佳,以利於在睡前或起床後暖身伸展。

復健生活化，
生活復健化

中風後的復健是一場長期抗戰！必須持續的訓練、學習，重新學著和自己這副已經變化的身體共存。做復健運動確實不是輕鬆的事，也沒有捷徑可走，我的方法是把它融入我的生活之中，成為日常的一部分。

持續使用、練習，活化神經可塑性

儘管突來的中風瞬間改變了我的生活模式，帶來許多巨大的影響，不過我每一天都很慶幸自己的生命還在，因此一切都是有希望的。也了解到要一步一步重回健康，最關鍵的是「不間斷的復健」，問問自己最想要重建哪些功能，然後反覆地練習。

我看到新近的神經科學研究報告指出，人類的大腦天生就具備了可塑性，當進行復健活動時，這種「神經可塑性」會開始刺激大腦在其沒受損、健康的區域建立起新的連結。透過大量、集中的練習可以對大腦造成更多刺激，

隨著新連結形成之後，無論是想要好好控制我們的身體，或者完成更多想做的事等等，這些任務就會變得越容易了。所以，我把應當做的復健和鍛鍊，加進到我的日常活動裡，逐漸變成一種習慣。

比方說，我每天早晨醒來，會先在床上做些柔軟的動作，例如：橋式、提手等運動和禱告後再下床，梳洗結束後，會做吹氣吐氣和發聲音階練習，接著再大量朗讀中英文章。

星期一到星期六我就照著事先排定好的「課表」，在家裡或到醫院診所去接受復健治療，包括針灸、電療、推拿等，大腦神經回饋訓練。很多時候，這些訓練的確乏味單調，都是些抬腿、踏步這一類基本的動作，卻要一而再、再而三的練習，非常需要保持耐性和理性。

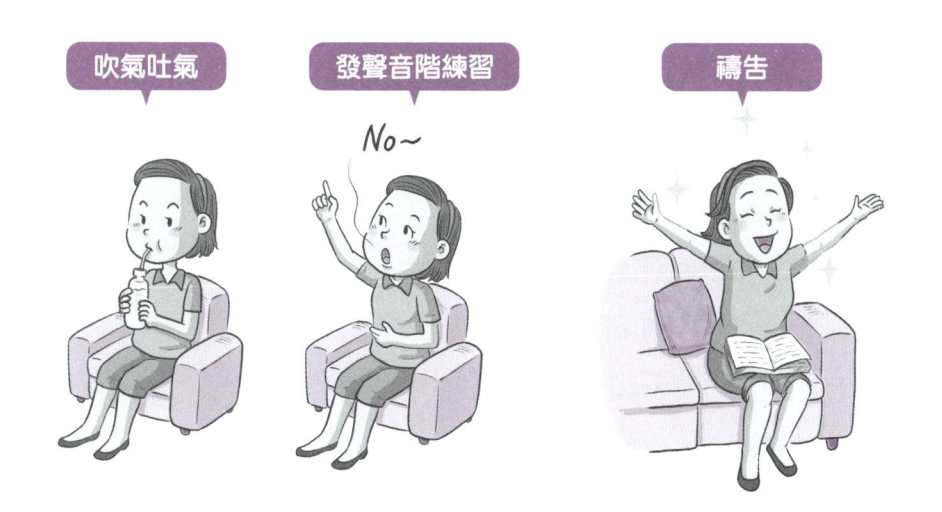

我會告訴自己：只要每多踏出一步、多讀一篇文章、多做一次平衡或伸展，都可以幫助我的大腦建立新的神經連結，因此必須刻意去訓練，並時時主動使用身體各個部位，以免機能逐漸變得更失能。

把握時間做復健，社交生活也照常

為了避免肌肉長期不動慢慢萎縮，我會把握任何可以活動的片刻，盡量讓自己隨時隨地都在復健，達到「復健生活化，生活復健化」的目標。

像是先生不在家、看護外出買東西，我獨自一人時，雖然不宜獨自起身活動，但還是有很多事可以做呀！有時可以坐在客廳閱讀書報、讀經文；有時可以坐在臥室窗戶前看遠處、做眼部運動，或摸著自己的手到處按一按、拉拉筋；或者在看護出門之前請她協助我移動到浴室，我便可坐在大鏡子前做做臉部運動。

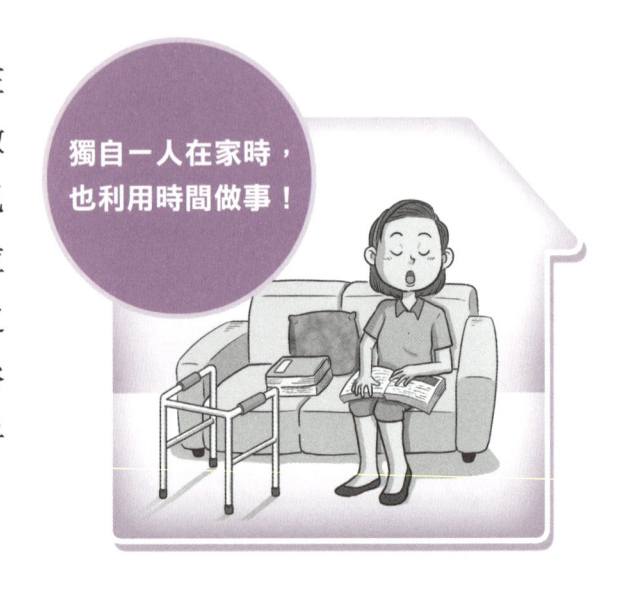

獨自一人在家時，也利用時間做事！

如果在身旁有人可以協助的情況下，我會盡可能不讓坐姿維持太久，至少一小時起來一次，練習走一走、想想辦法做點活動。

除了在家裡室內的練習之外，晚上若是先生比較早回家，我們一起吃完飯後也會到樓下的公園、人行道散步。就我個人的經驗和感想，既然是以恢復能獨立執行日常生活功能為目的，那麼便不應和日常生活脫節，不能永遠悶在家裡。雖然我出門都要坐輪椅、要有人幫忙看顧，進進出出、一上一下是有些麻煩，但該做什麼就應當去做。教會聚會、上館子吃飯、泡溫泉、觀賞舞台劇等等，想去就去，當然我也會好好裝扮一下自己，像以前優雅大方。這些生活情境都能提供豐富的活動體驗，也能讓我們把從復健訓練中學到的技能，持續落實應用在生活當中。

透過遊戲或喜好事物做復健，並設定目標

除此之外，每次當我要上復健療程、做運動時，我會用「玩」的心態去面對，意思是要保持輕鬆愉快，不要給自己太大的壓力。否則不斷重複做著相同動作已經很 boring 了，又再添上心理的負擔，就會變成一件苦差事。

或者可以讓透過遊戲化方式做復健,譬如現在有電玩遊戲機,就是一個能為肢體活動增加趣味的好工具;如果是認知功能受損的病友,玩卡牌遊戲也能幫助提升記憶力、專注力。

或是從自己的喜好、有興趣的事物開始,像我自己比較喜歡到處走走看看,所以散步和逛街正好可以提供我下肢復健的機會,當然這都必須建立在安全的前提下。而且比起平坦的室內空間,戶外環境有比較多變化和狀況,需要做的重心控制與步態步伐會有差異,對刺激大腦、行走鍛鍊都是很好的練習。

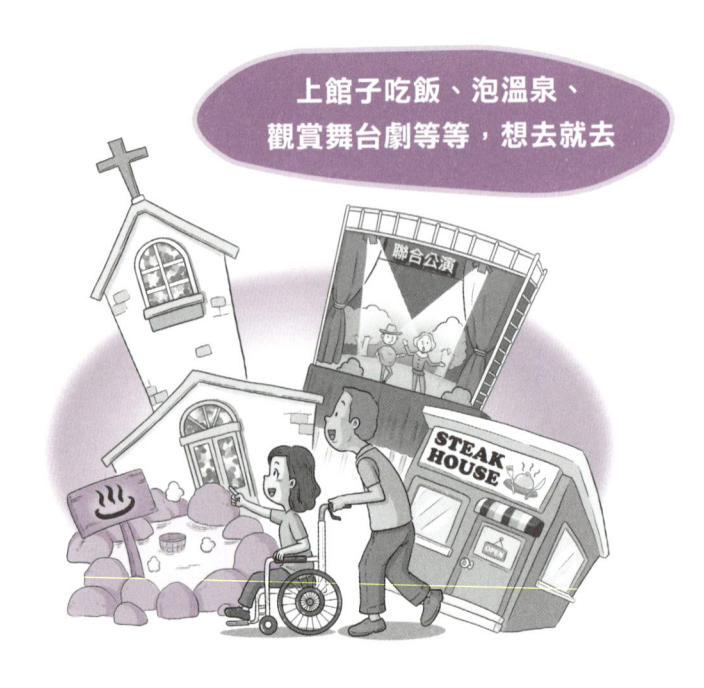

> 上館子吃飯、泡溫泉、觀賞舞台劇等等,想去就去

不過，復健不能沒有目標，要有階段性的作為。一個符合自身期待和能力的目標，可以指引我們在道路上往正確的方向前進，恢復一定的生活素質，當目標達成時也會更有動力。我會和治療師一起討論溝通，訂出比較合理又有挑戰性的目標，例如我目前就是以「動作更平衡」為目標。如果沒有達到預定目標呢？當然不用灰心，繼續努力達標！反正是跟昨天的自己比，對吧！

我的復健心靈處方

① 要一步一步重回健康，最關鍵的是「不間斷的復健」、反覆地練習。

② 刻意訓練並時時主動使用身體各個部位，以免機能逐漸變得更弱。

③ 盡可能不讓坐姿維持太久，至少一小時起來走一走、做點活動。

④ 病人不能永遠悶在家裡，縱使外出需要有人幫忙看顧，但該做什麼就應當去做。

⑤ 在安全前提，散步和逛街可幫助下肢做復健，對刺激大腦也是很好的練習。

學會將苦茶變為美酒

原本可以靈活自由行動的人,在毫無心理準備下生病,變成得藉助輪椅、時刻需要別人從旁照料,你可以說這樣真像是在喝一杯苦茶,苦得不得了!何妨換個角度,多留意生命中其他美好的人事物呢!這杯茶乍飲之下雖有些苦澀,細細品嘗後反而會轉為美酒般的甘醇呢!所以在出院時,我主動告訴親朋好友,我要成為輪椅美女一段時間。

接納身體的變化,和後遺症和平相處

　　生病之後,不但一部分的身體功能無法自由控制,也不可避免留下了一些後遺症。舉例說,天氣不好,我的眼睛總是會不由自主想閉上;氣候轉換也會不舒服,手會有酸麻的感覺,有時則是頭暈、震顫……。總之,就是多出一堆小毛病,詢問過醫師,回答是目前沒有能夠有效解決的辦法。雖然經常不舒服,但我並不太和他人說這些,畢竟別人知道了既無從親身體會也無能為力,只能靠自己去適應,學習與後遺症和平共處。

此外，我會設法去做點別的事來轉移注意力，很少讓自己發呆、想東想西，什麼都不做。比方說感覺頭暈時，不適合練走路、平衡，我就改做眼部運動，並且做動作時保持專注，不要把焦點放在自己身體的不舒服上，相對就會感到好一些。

中風後的身體難以如常運作，過往習以為常的動作和能力不再，讓人感覺像是回到了小時候，第一次學習這一切事務。對我來說，這反而是一個機遇，讓我能夠用不同的方式重新認識自己，有意識地感受當前面臨到的新限制，並學習接納它們。偶爾甚至還可以有些新發現，像是我剛開始復健時，在醫院的職能治療教室看見不少復健設備其實都是小孩的玩具和教具，當下心裡想：「哇！我小時候可沒碰過這些，現在有機會玩一玩也挺不錯。」

越是困難越要面對，而且要笑笑的面對，最好還能發揮你的想像力，即使明明是一杯苦茶，也要試著把它想成美酒。

身體中風別怕，千萬別連心態也中風

還沒生病前，我花錢定期做高階健康檢查、接受醫師量身訂製的預防保健規畫，但就算這麼做也一樣逃不過中風，我深切領會原來很多事都不是我們所能預測與掌握的。此後，我對生命有了不同的看法，它是如此的寶貴，但是也可以輕易地就被收回。現在，我還能夠思考、說話、重新學習並持續進步著，這是多麼幸運的事！畢竟並不是所有人都能有這樣的認知！

我在醫院復健病房時，看到很多人都是苦著一張臉。想想也是，發生了劇變如何還能笑得出來？但若持續這樣低落哀傷，長久下去也不是辦法，身體中風固然可怕，最可怕的是連心靈也跟著中風癱瘓了。生命的意義不是用發生在我們身上的事去衡量，而是我們對發生在自身的事做了什麼努力與突破。

人往往給自己許多的框架及限制，包括自我心境的框架、自我處境的框架、目前環境的框架或人際關係的框架。

自以為是、思維僵化的人會這樣想：
「反正我就是……，所以還是……就好。」
「算啦沒用，我就這樣子好了……」

缺乏信心、自我設限的人會這樣說：
「這個我不會、那個我做不來、我不行……」

活在昔日、不願正視現況的人，則是這樣想：
「過去的我有多麼美好幸福，我無法接受這樣的自己。」

我的心得是：
「不要定睛在那些失去的功能上，要專注在自己還可以掌握的部分，特別是心靈上的健康！」

中風是一個攤在眼前的事實，世上沒有能讓一切回到未生病之前的那種神奇魔法，我們能掌握、控制的，就是自己的心態。拿我來說吧，雖然我不再像以前可以自由自在、順暢有力地做任何事，但內心還是很喜樂哪！想想，我身邊多了一位美女看護暨保鏢，而且連我運動時穿的衣服都會被熨燙得整整齊齊。要常存正面感恩的心，環境沒變，但人的心情變了！

務必要「找到可以讓自己快樂的方法」，譬如打扮漂亮一點去做復健，這也很好哇！之前曾看到有一位到醫院復健的老太太，每次都穿著很有質感的衣服，令人忍不住要多看她幾眼、稱讚幾句。與其把眼光定焦在自己面臨的困境、問「為什麼⋯⋯」、「怎麼會⋯⋯」，不如多想想我的生活、生命該「怎麼做」可以變得更好，更精彩。

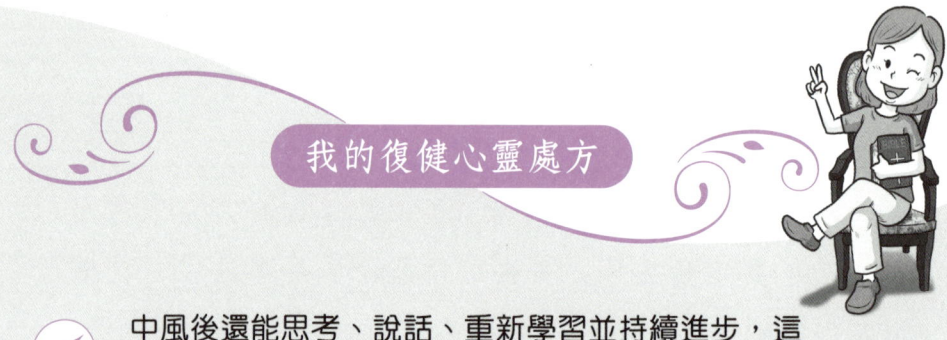

我的復健心靈處方

1. 中風後還能思考、說話、重新學習並持續進步，這是一件幸福的事！

2. 越困難越要笑笑面對，最好還能發揮想像力，試著把苦茶想成美酒。

3. 身體中風固然可怕，更可怕的是心情一直低落，連心也中風癱瘓了。

4. 生命的意義不是用發生在我們身上的事去衡量，而是我們對發生在自身的事做了努力與突破！

5. 不要定睛在那些失去的功能上，要專注在自己還可以掌握的部分，特別是心靈上的健康。

重新建立正常習慣：
覺知、覺察、覺醒

復健是讓病人恢復健康的一個過程。但若是拆解復健的英文詞彙 Rehabilitation，可以發現它的原意是「恢復正常」。中風以後讓好的、健康的行為能夠自然而然地去進行，並不是一件容易的事，必須要很有意識地去感受及引導自己的身心並做出改變，這是我在這趟旅程中學到的寶貴經驗。

4 大要素，啟動修復身體的自癒力

　　身體出了毛病，醫師的診斷、治療固然很重要，但病人自己的心態和努力更是復原的關鍵。人體本身就具有自癒力，這是一種與生俱來的機制，舉例來說，大多數的普通感冒或是身體皮膚的小傷口，通常不用特別治療或吃藥也能自行轉好。要保持或強化這種自癒力，啟動自我修復的能力，我覺得有四個要素：良好的睡眠品質、營養均衡的飲食、多運動、好心情！而對目前的我而言，把它們組合起來也是真正所謂的「好生活」。

打掉重練，重新省思健康觀念與做法

然而，忙碌、追求效率的生活模式，往往不自覺地影響我們朝著反方向走。以我自己為例，過去大約有二十年的時間，因為忙於工作的關係，萌生把健康交給專業人士管理的想法，於是我固定向抗老診所買保養療程，每兩個月會有醫護人員會來到家裡幫我驗血，再按照血液分析結果提供維生素或營養品讓我服用補充體力，也會安排我每年做完整的全身健康檢查，若是我隨時累了還可以去打營養針。

我以為這樣的保養就是照顧自己健康的最好方式，卻沒注意到更基本的生活保健，譬如以前為了要提神，總是把咖啡當成水在喝，後來才得知這樣可能反而會讓體內有缺水現象；以前也曾經加入健身房會員，明明都沒抽出時間運動，卻還是照樣繳費，有段時間只好勉強自己每個禮拜至少去上一次瑜珈課，但發現自己根本都是來去匆匆，本來是想放鬆身體和舒緩壓力的，這樣反而帶來更大的壓力。

回歸到復健，我認為除了照著治療師教導的動作確實執行之外，應該還要有其他方法來搭配。因此我自己把復健理解為「正常習慣」，並且是好的、美的習慣：

- **開始每天早睡早起**：修正以前晚睡早起的習慣，養成規律的作息與充足睡眠。

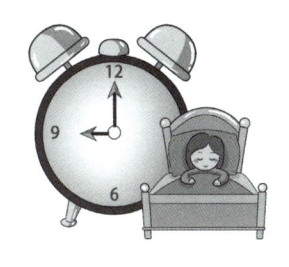

- **多喝水、吃對東西**：包括不吃垃圾食物、把食物剪小塊幫助吞嚥、接受食物過敏原測試了解自己適合吃哪些、吃保健食品前先評估是否真有需要並查詢成分及何時吃較合適等等。

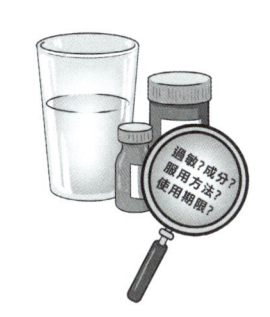

- **照表操課的運動訓練**：透過復健課表的擬定，可以建立起固定鍛鍊的習慣並加以維持。按表操課往目標前進，時間到了就做，不然很容易替自己找理由荒廢了。

- **把自己的情緒照顧好**：不受別人影響、不要壓抑生悶氣，試著調整排解，做一些自己喜歡的事。

透過覺醒、覺知、覺察，為自己的健康把關

要從原本不好的習慣轉換成好的習慣，需要覺醒。能夠自覺當前的處境且醒悟過來，然後把這些心思意念化為行動。

但習慣剛開始沒那麼容易養成，所以還需要覺知、覺察的功夫，要很清楚知道當下發生了什麼事、覺察自己的身體和心理狀態，接著重新有意識地選擇、調整自我。如果病人無法自我覺察、覺知，照顧者需予以溫柔智慧地協助之。

白話一點說，就是覺知自己吃什麼東西比較舒服？吃什麼比較不舒服？做什麼比較舒服？不做什麼比較舒服？覺察今天是不是體力差了一點？今天走路是不是有一點不平穩？現在為何有這種情緒和感受等等。其實，這不只是現在正處於生病的人所需要的，包括對亞健康、甚至健康的人也很重要。

透過覺醒、覺知、覺察的過程，才能為自己的健康把關。以前醫師開藥或是抗老診所推薦我補充什麼保健食品，我都是毫不猶豫，一手接過來就吃了。現在則是先仔細了解藥單上的藥品成分、作用和副作用，甚至還會 Google 一下這些藥品或保健食品，吃完之後覺察身體有沒有什麼改變或感覺。

每隔一段時間，我也會給自己安靜思考的空間，想想我是不是還有哪些沒做到、未留意到的，可以再往哪部分努力等等，檢討改進再修正。

雖然每個中風病友的情況會不太一樣，復健時需要注意的重點也會稍有不同，像是有的病友沒有足夠握力、有的可能只能用單手完成動作、有些是失去了原本的口語能力。

　　不過，無論是哪一種情形，我自己的心得是，既然中風是因為頭腦受傷了，做出動作時應該要更有專注力和感受力，而不是流於很機械式的重複同一個動作，甚至心不在焉。譬如走路，腳踏出去之後要能感受自己的腳正在行走，腳掌要去帶動踝關節、膝關節再到髖關節，身體軀幹要保持穩定……，把正在做的行為和意念連結在一起，這樣就能走得穩一點、走得好一點。

覺察內在感受，心也需要復健

　　最好的復健方法，應該是心理和身體都要同步照護。不過，我們通常都比較看重身體功能的改善、肢體的復健訓練，而疏於照顧心理的健康，其實心更需要復健。

　　我在醫院看到許多病友愁眉不展、悶悶不樂或不耐煩，甚至還有之前提到媽媽跟兒子差點要打起架來的，都是心理還沒有調適好、心中有壓力。

《聖經》有句話說：「喜樂的心，乃是良藥。」情緒、心理不僅會影響生理，也會讓復健者產生不一樣的心態和行為，連帶影響復原的動力與程度。因此，中風後的心理照護和身體照護都一樣值得被重視。

怎麼做呢？上面講到病人要能自我覺察身體的狀況和所有感官知覺，不只是這樣，也要覺察你的情緒和感受。特別是當有負面的心情時：

- **第一步是先接納自己的這些感覺和想法**，允許自己感到沮喪、悲傷、焦慮、憤怒或其他任何湧現的反應，但不可過度放任、沉溺在負面情緒裡。

- **第二步是想想為何我會出現這種情緒**，了解是什麼原因讓自己產生某種感覺。

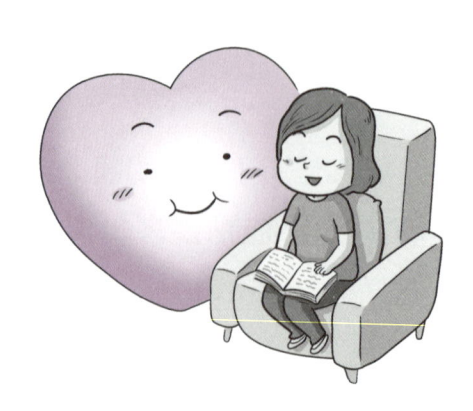

- 第三步是決定採取「可以讓自己更好一點」的辦法來應對和處理，看是要試著向別人說出來抒發一番，還是要把注意力集中在令你感到愉快的事物上，或者去想一些值得感恩的事……，把自己從情緒漩渦中抽離出來。

多做這樣的情緒自我覺察練習，有助於更好地照顧、調節心情。

我的復健心靈處方

① 啟動自我修復的 4 大要素：良好的睡眠品質、營養均衡的飲食、多運動、好心情。

② 中風是因頭腦受傷，復健時應更專注和用心感受，而不是流於機械式的重複動作。

③ 喜樂的心，乃是良藥。中風後的心理若沒照顧好，會連帶影響復原的動力與程度。

④ 如果病人無法自我覺察、覺知，照顧者需予以溫柔智慧地協助之。

復健不要太用力！
剛剛好就好

2023年4月某日清晨，我太大意了！在身旁沒人、缺少輔助的情況下做運動，結果一個踉蹌跌跤，斷了5根肋骨，讓我整整3個月都在養傷，復健幾乎停擺。這件事讓我深刻警惕，訓練要積極卻不可操之過急，過於躁進只會帶來反效果。

量力而為，心急易二度受傷

　　這次的跌倒意外，一方面是我不夠專注，一邊運動一邊還想著其他事情；另一方面是我忽略了自己左右兩手的力量是有差別的，還想要嘗試進階的動作，最後便倒下來了。而這原是可以避免的狀況，卻這樣發生了，我一度有些懊惱，但轉念一想，凡事發生必有美意，那就面對它吧！並且提醒自己日後不可再重蹈覆轍。

雖然室內相對是很安全的復健環境，但要是因為急著要有好的成果抱著過度期待而逞強，仍有很高的機率會陷入危險中！

「希望可以趕快自力行走」是我的盼望，可是心急吃不了熱稀飯。儘管前面提到復健需要設定目標，不過現實不一定能按著計畫走，必須體認到中風之後，以前很容易、很快就能做到的事，現在得要花費很大的力氣、累積長久的練習才能完成。我逐漸學到在整個復原的過程裡，每個人都應該對自我的身體和能做到的極限有所了解，否則可能會帶來某些傷害。

別害怕走得慢，害怕的是停在原地不走

美國藝術家安迪・沃荷（Andy Warhol）曾說過一句話：「走得多慢都無所謂，只要你不停下腳步。」我覺得「與變慢和解」是風友們很重要的一門功課，可以讓自己的生活更平安喜樂！

我們以往習慣了忙碌的生活，高生產力、高效率被認為是值得讚賞的，因此當無法如同過去那樣俐落迅速做事或

活動時，難免會極度不適應，甚而感到有些痛苦。偏偏中風造成的影響，不僅會讓我們得從重新學習諸如走路、說話或穿衣服這一類的日常行為，而且可能遠比以前需要更長的時間才能上手，有時身體還會因此疲憊不已。我偶爾也會因為這樣感到些許消沉沮喪，不理解為什麼我這麼努力復健，但看起來還是並沒什麼明顯的進展。但往好的方面想，和最初發病時做比較，我現在的狀況已經好太多了呀！

所以，還是要往前邁進！透過不間斷、多樣化的練習來適度刺激我們的身體和大腦神經，並且盡可能與現在的緩慢步調和平相處。因為若是不復健、不活動，是會退步的。

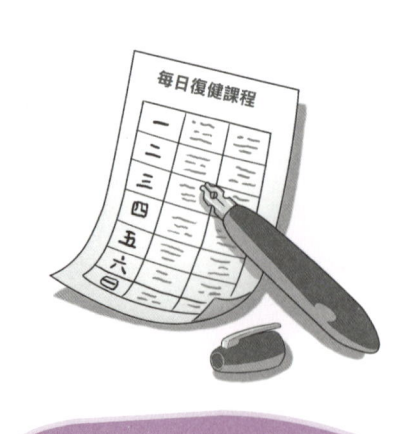

我個人已經養成隨時都在做運動的習慣，即使坐著還是會時不時伸腿拉筋、眼部運動或手臂伸展等等，但偶爾可能因為有某些狀況停個一兩天沒做，也無須緊張，就當放一個小假，休息一下囉！

按表操課的復健課程剛剛好就好！

健康資訊多,該如何篩選?

大病一場後,除了西醫的復健治療之外,也經常會從四面八方得到各種資訊或建議,像是中醫針灸、吃○○保健食品、一些新興的神經復健療法,或是在 A 醫院復健又聽到別人說 B 醫院、C 醫院復健也做得不錯⋯⋯。到底應該照單全收,都試試看嗎?怎麼取捨、做決定,也是一個很需要學習的課題。

隨著每位病友大腦受傷的區域、嚴重程度不一樣,需要的復健訓練方法和時間也會不相同,對其他人有效的方法對你來說可能是沒什麼作用的。所以我個人選擇的第一要件,是依照自己真正需要的功能加以強化,看現階段比較缺乏的是什麼,就把那一塊慢慢補起來。不過,有時候可能需要一段時間的嘗試,才能找到適合自己的方法。

像是我頭兩三年非常積極、用力地在做復健,安排了充實無比的課程,包括:每個禮拜有三種療程各兩次、兩家醫院的復健治療各兩次,還有老師到府指導,再加一次到診所接受針灸,有些行程早上八、九點就開始,整天下來真是超忙。一直到 2024 年,中風後第四年,我逐漸在不

同指導老師的復健教學過程裡摸索出最符合自己的方式，也覺察適時休息其實也很重要，偶爾應該放鬆，保留體力才會有進步空間。而且學走路既要有目標，但也應該是快樂的，不要給自己太大壓力，決定把復健課表稍微調整一下。

直到現在，當然還是會接觸到很多新的治療資訊，也有不少人會邀請我去做些實驗性療程。我通常是保持開放心態，很願意聽聽看醫學上又有什麼新進展，也盡量多去了解再做選擇。比如針對新穎療法，有醫師會展示一些成功案例，我會再另外蒐集資料做點功課，也會請國外的朋友幫忙查證，假如臨床試驗的病例並不是太多的療法，我就會持比較保留、觀望的態度。

若要我給一些小小的建議，首要的、也是符合經濟的方法，是在住家附近的醫院定期定時做復健治療，且每天應有一定的身體活動量、基本訓練該做的要做。無論中西醫都要找有證照的醫生。至於其他新興的療法或藥品、補品，不可盡信單一說法，最好仔細研究確認其功效和成分，並多多詢問、尋求醫療專業人士的意見。

面對中風四部曲：

1. **靜**：安靜下來。
2. **慢**：放慢動作。
3. **知**：了解復健的目的。
4. **行**：持續復健。

我的復健心靈處方

① 在復原過程中該對自我的身體和能做到的極限有所了解，不要操之過急。

② 「與變慢和解」是很重要的一門功課，可以讓自己的生活更平安喜樂！

③ 適時休息其實也很重要，偶爾應該放鬆，保留體力才會有進步空間。

④ 首要也最符合經濟的方法，是在住家附近的醫院定期定時做復健治療。

⑤ 不要急病亂投醫，不可盡信單一說法，無論中西醫都要找有證照的醫生。

每一天，
都要創造亮點

中風復健是一條很漫長的路，偏偏這個過程十分枯燥乏味，而且也沒人能準確地說這條復健之路究竟該走多久多遠，有時確實會感到焦急、困惑、失落或疲累。這些感受我都有過，也從中得到一些啟示：要更寬待自己、保持開朗心情。

練習感恩、找出亮點，有助擊退負面感受

人們心存感恩，通常都是發生在接受他人的幫助、餽贈或善意時。但是在遭逢挫折、劇變時，特別是中風患者眼前還面對這麼多前所未有挑戰的情況下，談「感恩」好像不是很合適？有什麼值得感謝？

有些人並不能理解為何《聖經》上會說「凡事謝恩」，難道遇到了不好的際遇也能謝恩？事實上，這是可以行出來的，這是一種改變我們眼光、心態、習慣和做法的行為。

看看你的四周，除了那令你不滿意、失望的一小部分之外，還有更多看起來很不錯的風景……要不要試著把注意力集中在那些能帶來快樂、令人感到滿足，或可以為生活增添正向積極的事物上呢？

每天我都會從生活中找出屬於自己的「亮點」，這個亮點可能是：一個想要感謝的人、一件感激的事情、覺得幸運的地方等等，具體的事項也許是今天一早醒來覺得精神飽滿、有個動作之前做不到但今天做到了、比前一天多走了幾步、親人朋友來了通關懷的電話，即便只是早上能享有一杯熱咖啡、讀到一篇好文章、復健時很認真全力以赴，都是很棒的亮點啊！

每天睡覺前想一想或寫下發生在身上的好事，有助於擊退負面感受、營造幸福感，如果能和照顧者或家人一起分享，那就更好了！特別當這個亮點是來自於他們所做的事情時，務必要說出來讓他們知道。

善待自己，沒有退步就是進步

回顧過去、展望未來，是我們很常做的事。因此中風

之後，很習慣地會拿現在跟「以前的自己」做比較，接著又會和「未來期望自己變成的模樣」比較，最後衍生出不好的情緒和想法，心中自然無法獲得平靜。

歷經這突然襲來的大病，讓我更明白一件事：明天是否還活著，It's a question？過去已經成為歷史，而未來既然還沒到來也充滿許多不確定，只有活在當下是千真萬確的，要珍惜當下的時光、不要一味否認現況，唯有滿足、快樂才能好好生活。

在為每天的自己「找出亮點」的這個練習裡，還有一個很大的作用是能夠「覺察自己的進步」。我們通常對自己的要求都會比對別人要嚴格得多，總是不夠滿意自己。舉例來說，上次我回診接受 MRI 檢查，主治醫生說我的狀況跟前一年一樣，腦部結構和腦血管循環都很不錯，但我聽了卻有點難過，因為這代表沒有進步嘛！然而，醫師卻表示：「沒有退步，就是進步。」是呀！這提醒了我，就算是健康的人，隨著年紀增加本就會退化，更何況我是腦中風病人呢！而且雖然我大腦受傷區域的可塑性還沒完成，但現在走路已經練得越來越好了。

如果把現在的自己跟過去比對衡量，或是和周圍沒有中風的人做比較，是不公平的，內心也永遠不會滿足。應該更要學著接受、欣賞、享受當下的自己。如果真要比較，應當只和昨天的自己比較，看看自己從病發初期到現在已經走了多遠，而不是還沒生病前的自己能做什麼。固然要有追求遠期康復的心態，但也應該專注於短期內具體、可實現的目標。無論進步有多麼微小，哪怕只有1%也好，或甚至只是維持現狀，都值得慶賀才對！

　　當你察覺對自己有點太過嚴格苛刻，不妨想像一下如果這是朋友所面臨的情況，你會對他說些什麼，鼓勵什麼……用同樣的方法來善待自己吧！

培養幽默感，也能感染身邊的人帶來歡樂

　　笑是很好的減壓方式之一，特別是在感到困難、具有挑戰性的時刻，多點笑聲或幽默感，肌肉和心理的緊張可以獲得釋放，身心都能感覺到更好。例如多觀賞一些有趣的電視節目、YouTube影片或喜劇電影，多和風趣愛笑的人相處。

此外,生病的人最好還能培養、訓練在日常生活中尋找幽默或主動製造幽默的能力,能使我們活得更輕快開懷,也能感染周遭、為身邊的人帶來歡樂。

如何練出幽默感呢?我的經驗是凡事不要太過認真看待,尤其是當有負面的事情發生時,改用比較輕鬆、正面的角度來應對,試著把它變成一則詼諧的軼事。不過,不宜拿別人當笑話,而是要開自己的玩笑,能自我解嘲。

有次我和先生上館子吃飯,有個人向我先生說:「你回家之後要跟你媽媽講⋯⋯」,過一會兒我倆恍然大悟原來他說的「媽媽」是指我,因為看到輪椅就把我誤認為老奶奶啦!先生擔心我心裡受傷連忙安慰,「沒關係啊,那就讓你當我一晚上的兒子吧!」話講出來之後,兩人哈哈一笑,原本有些尷尬、難過的情緒就被化解了。若是我對那人的錯看和言語耿耿於懷,無法擁抱自己的不完美(坐輪椅)而感到憤怒或悲傷,本來一頓氣氛很愉快的晚餐就被破壞掉了。

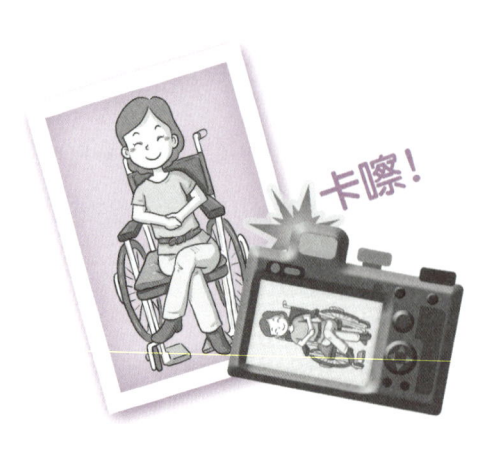

後來我想，既然未來勢必有好長一陣子我必須坐在輪椅上面，又不想給人「輪椅＝老弱」的刻板印象，那麼就自己賦予它一種獨特的、喜悅的風格，把坐輪椅的日子變得美一點吧！所以呢，每當我外出時坐在輪椅時就會將將膝蓋與雙腿併攏、斜向一側，或是翹腳，因為和一般坐輪椅者的樣子很不同，大家總會好奇多看兩眼，這樣一來就能看到我有精神、自信的外表，拍起照來也比較優雅漂亮！

我的復健心靈處方

① 每天從生活中找出屬於自己的「亮點」，想要感謝的人、感激的事、覺得幸運的地方等。

② 每天睡覺前想一想或寫下發生在自己身上的好事，有助於擊退負面感受、營造幸福感！

③ 無論進步有多麼微小，哪怕只有 1% 也好，或甚至只是維持現狀，甚至退步，都值得肯定與善待自己！

④ 有負面事情發生時，何妨改用輕鬆、正面、快樂的角度來應對，坦然擁抱自己的不完美以及軟弱。

Part 3

漫漫照護路
我們一起走

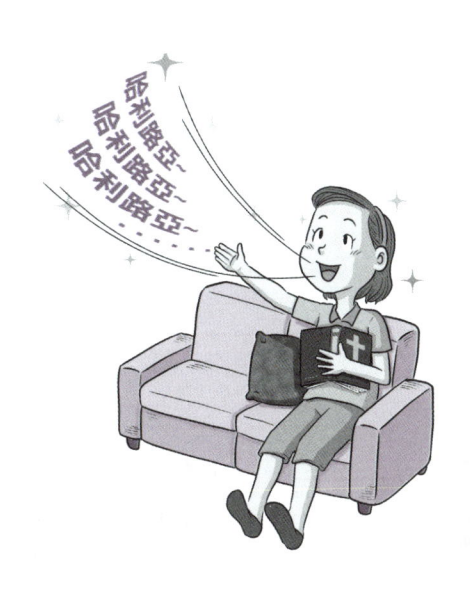

來自看護的當頭棒喝

「我每天晚上八點要看連續劇！」我在醫院的第一位看護第一天見面時，這樣告訴我。言下之意是一到那個時間點她便要休息，而我必須要跟著她的作息走。早上還得等她把自己梳妝打扮好，才能來協助我起床，真叫人為之氣結！但往後還有一大段日子要貼身相處，該怎麼應對才好？

同理照顧者的處境

住院期間，我待的醫院裡有固定配合的看護人力仲介廠商，都是看誰有空就排班來照顧，沒得選擇、看憑運氣。特別是像我這種每 28 天就轉一家醫院的長期復健者，看護當然不可能跟著跑，也是每 28 天就要換一位看護，無論是病人或看護都得重新適應。這幾年來歷經好多位照顧服務員，各人有各人的脾氣，加上是 24 小時全天候的照護，需要不斷的磨合、調整，對我而言是在人際關係上很大的一個操練，讓我在過程中學會更謙卑，思考自己應當要做些什麼改變。

我是一個不喜歡大聲說話的人,但接觸到的看護偏偏個性都有些慓悍,或許是民族性不同,或者來到異地工作認為必須把自己武裝得非常強壯吧!比如我在醫院的第一位看護,不僅會在我先生前腳剛離開便橫眉怒目地對我,還大剌剌地向我宣告「晚上要看電視節目」;就算我早早醒了,也要等她起床化妝、換好衣服噴上香水,才能來幫忙我完成漱口刷牙。有一天,她明知我已清醒在等她,依然慢條斯理地把自己弄得美美的,穿著高跟鞋叩叩叩走到我床邊緩緩說:「你醒來啦!」

　　那時我好氣啊,心想:我不是老闆嗎?應該以我為優先才對吧?接下來念頭一轉,想到我的老闆——我信仰的神。我以前每天早上醒來,也沒有立刻問候耶穌,每個禮拜天我也都是把自己裝扮得漂漂亮亮後去到教會,我跟這位看護是一樣的啊!為什麼我因此而不滿意她呢?

勿以高標要求,尋求互相理解的可能

　　於是我不再懷有怒氣,也不與她正面衝突,想想我是讀過心理學的人,應該用同理、憐憫的心來看待,或許是她生活遭遇什麼難處,才會有這種態度。而且,我也省察了

自己,剛開始內心仍然存有一種我在上、他人在下,凡事都想要牢牢掌控的慾望。這可能是因為我年輕時就是一家公司的經營者,若覺得員工做得不夠好、做得不對,都必須趕快糾正過來,甚至若有不適任情況也必須勇於 fire,沒有模糊的空間。但如今,我成了一個生病、需要被照顧的人。而看護並不是我的員工,我們日後必須很密切的接觸、共處,應該是要尊重她、就像對待家人一樣,不能再用上對下的心態,這樣雙方的關係才能夠走得長久,才能相互滿足。

我嘗試去了解她,以換位思考的方式去觀察感受,發現這些遠離家鄉外出工作的看護員,東西都很精簡,身上穿的可能都是幾百塊錢的衣服,從事繁瑣的照顧工作,賺的是辛苦錢。後來,我竟還看到她為自己注射胰島素的畫面,驚覺原來我正被一個糖尿病人照顧著,心中更是感慨萬分!有天閒聊問到她的家人,才知道她丈夫疑似有外遇,孩子也不聽她的話,唉!人在他鄉,心中有多苦悶哪!

儘管能同理她的境遇、心情和工作狀態,對待看護還是要拿捏適當的分寸、設立界線。以醫院這位看護的狀態來說,不但糖尿病纏身,心裡也不得平靜,卻要擔起照顧我的任務,想想真是不太妥當。可是臨時要換看護並不是一件容易的事,因此我也沒跟任何人提,深怕講了,家人還要

為我擔憂,只能激勵自己一定要照顧自己,不能依賴他人。直到有一天她說必須看病,要請將近一星期的假,但他期待再來照顧我,但這對我造成了莫大的困擾,也著實令人擔心這樣一個不健康的看護,接下來還能勝任照護工作嗎?於是我決定壯士斷腕,另外尋找可以協助的看護。

放下自我與過高的期待

不過,多謝了第一位看護為我上了一課,從此我對照顧我的人,會更設身處地去著想,適度改變自己去適應這些文化、語言、教育都與我有很大不同的異鄉人,並給予合理的喘息空間。比方說,我出院後聘僱的看護,我就不會要求她寸步不離,讓她在我休息睡覺時也能回到房間好好歇息,把精神養足!同樣的,如果是家人擔任照護者,被照顧者要了解家人也是人啊,除了照顧你之外也有自己的事要處理,也會有他的困難要面對,不能把他綁在身邊。

平日多看優點、暫時忽略看護的缺點。居家這位看護年輕聰明,當我操作手機卡關時,只要經過她的手,輕輕鬆鬆就能化解。做事也很有組織力、效率很高,假設我下午四點要出門,三點不到她就開始幫我燙衣服做準備了;然而相對的,她個性容易緊張,若是發生一些不在預料中的

事,例如家中臨時有客人,難免會占用到她一些休息時間,有時會心情不好、臉色不佳。這時我就選擇不要去在意她,免得自己受影響,事後我也會盡可能在知道行程會有變動時第一時間告知她,讓她有心理準備、預做安排。表現不錯時多誇讚她,看到她努力的樣子說一句「辛苦你了!」,多些感謝、體諒和肯定,彼此的生活可以更圓滿。

除此之外,我也學到了「放下自我的堅持」。譬如我不喜歡吃某樣食物,但是看護都端來了,如果直接表示自己不愛吃或留在盤子上不動,對方會很難過呀!既然是有營養的東西,那就勉力好好享用它。設身處地想想,最親密的家人都不一定知道我的飲食喜好與原則,怎能奢求照顧者在相處不長的時間就能投我所好、合我胃口呢?若照顧者得天天都要準備三餐,還要兼顧營養美味,光是規劃菜單想必也很傷腦筋、很辛苦,有時也可請照顧者協助買外食就好。當然,縱使是買外食也一定要注重營養,甚至可請家人代為整理居家附近喜愛的外食商家清單(需配合醫囑或營養師提醒的飲食禁忌),方便照顧者代為採買回來,未必需要餐餐開伙或重複吃同樣的食物,這樣的彈性飲食,吃得開心也可以讓雙方都無負擔。

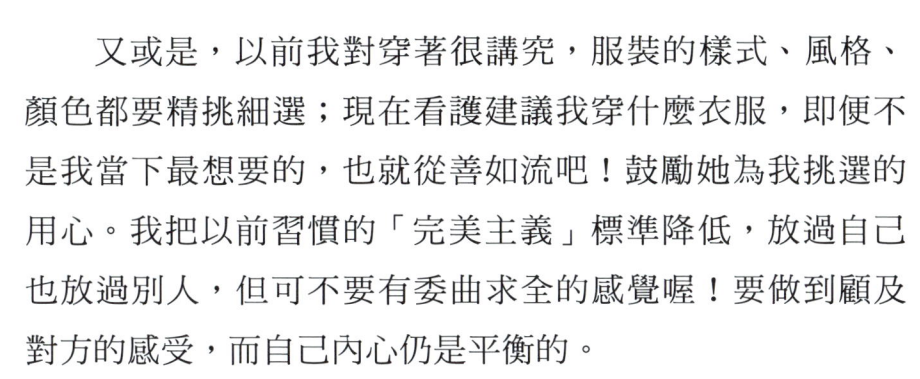

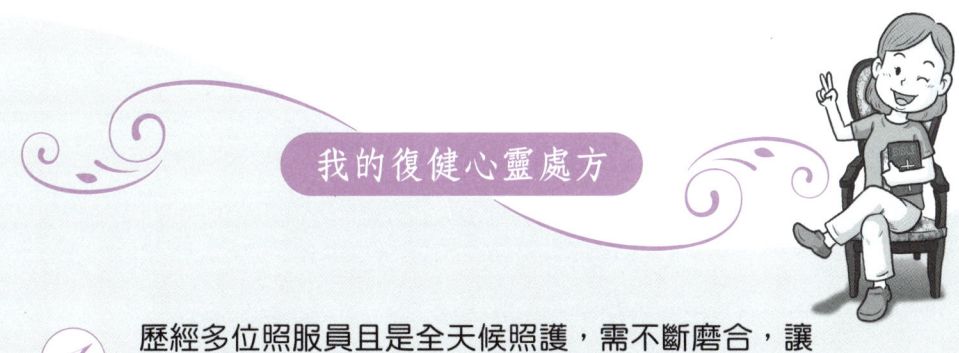

又或是,以前我對穿著很講究,服裝的樣式、風格、顏色都要精挑細選;現在看護建議我穿什麼衣服,即便不是我當下最想要的,也就從善如流吧!鼓勵她為我挑選的用心。我把以前習慣的「完美主義」標準降低,放過自己也放過別人,但可不要有委曲求全的感覺喔!要做到顧及對方的感受,而自己內心仍是平衡的。

我的復健心靈處方

1. 歷經多位照服員且是全天候照護,需不斷磨合,讓我學會更謙卑,思考自己應當要做些什麼改變。

2. 對待看護不該用上對下的心態,但仍要拿捏適當分寸、設立界線,這樣雙方的關係才能走得長久。

3. 不論是由看護或家人擔任照護者,要同理照顧者,除了專心照顧你,也要讓他們有喘息空間。

4. 一句「辛苦你了!」對照顧者多些感謝、體諒和肯定,降低對他人的標準,調整自己的標準,放過自己也放過別人。

學習接受別人的幫助，
同時要自立自強

中風是一種在瞬間發生、毫無預警地、對大腦造成嚴重損傷的疾病。所幸，在接受治療後，漸漸穩定下來了。而我們依然可以做出選擇，決定自己要變得更好，或是陷入痛苦、變得更差。如果想變得更好，必須抱持積極的心態，調整自己的想法、改變自己的行為，才能找回那些因病而失去的東西及感受。

給病友的真心話：
為康復做好準備、該請求代勞就勇敢表達

以我自己為例，剛發病處在急性期時，因為無法自主活動，整個人又是比較迷糊不很清醒的，只能把所有日常事務和自己的身體都交給別人，可以說是任人擺佈了。我最記得醫護人員單單為了要量我的體重，大概出動了四個人把我吊起來，因為當時身體根本不能動彈。

過了這段意識不清的階段，腦袋漸漸恢復思考力之後，一定要有一個決心：你是讓自己康復最重要的人。人可以生病但不能因病倒下、一蹶不振，否則與你最親近的家人也會跟著生病，所以要對自己的健康負責，但也不要讓家人擔心。需要協助時要說出來，不要怕麻煩別人。

　　從中風當中復原的祕訣之一，也是最基本、自己就有能力完成的，是做好自我保健。包括按照醫師指示服用藥物、遵守復健治療、規律回診看醫生，以及做出正確抉擇來打造健康的生活方式。像是先前講到的健康飲食、多喝水、多運動、保持良好睡眠，以及專注於自我的感受和需求，又或是注意個人衛生，甚至是參與一些有意義的、喜歡有興趣的、具有娛樂性的活動等等，也都涵蓋在內。而且這些做法不但適用於中風後的復健，對預防其他健康問題也能發揮重要的作用。

　　當行動不便時，請別人為自己代勞會比自己做更容易得多，但保持一定程度的獨立性很重要！所以我在能力允許的前提下盡可能自己來，穿衣、洗澡這些活動多半都是沒問題的，比較例外的狀況像是：要穿很緊身的衣服但拉不下來、洗澡時背部無法清潔到……。但是，就算在執行

某些基本的日常活動時感到有點困難，可能需要他人幫助才能完成，那也沒有關係。知道何時該向別人表達、知道應如何尋求協助，這也都屬於把自己照顧好的範圍喔！譬如洗背這個問題，在我跟妹妹提到之後，她很貼心地找到並寄給我一支漂亮的長刷子，解決了我的困擾。

給照顧者及家屬的真心話：
把照顧化為助力，不隨病人情緒起舞

不只患者，照顧者本身也要調整自己的角色。曾看過有的家人無微不至，什麼都幫病人做好、時時刻刻守在身邊，把被照顧者當成小孩子一樣的照顧，這樣絕非長久之計。畢竟身體不是鐵打的，全心全意犧牲奉獻，不僅身體受不了，心也會累，沒有適當休息，恐怕沒多久就要罷工了。

我曾想過假如我是一個照顧者，應該首先會觀察病人的生理和心理狀態，再來判斷如何陪伴照護。或者也可以問問他的期待，了解他現階段希望達成的目標，或是跟他一起思考、設計復健計畫。假如病人一開始信心不足或根本不願意行動，真正為他好的照顧方式應當是先鼓勵，並且漸進式的協助他一步步完成。

例如說：

「你要不要自己試試看？」

「你能做到的！」

以病人手部無力、動作有障礙為例子，當他要喝水時，不要直接餵他喝，可以把水裝在一個重量較輕的杯子裡，家人幫忙托著杯底讓他試著自己抓握；漸漸等他手較有力氣，也可用容量小一點，如 80cc 或 150cc 的保溫瓶裝八分滿溫開水，瓶蓋不要蓋緊，鼓勵也訓練他隨時想喝水就可自行轉開飲用，不但不必靠他人幫忙，也可幫助手部多活動。如此把照顧化為一股助力，幫助他擁有獨立自理的力量。

不過，身為被照顧者，由衷希望照顧者務必在以下幾件事給予病人最大的協助：

- 記住他固定服藥的時間，並在發現病人可能忘記時提醒他。
- 每隔一段時間，詢問病人要不要起來活動一下或是上廁所。
- 協助安排復健治療，譬如有必要乘坐復康巴士，需事先提早協助訂車。

- 多注意病人的情緒,當感受他心情不佳時,試著了解他在意的點,但不隨著他情緒起舞。

　　心態比較封閉的病人可能會在全家人到外面吃飯時拒絕一同前往,這時家人就要去想為何病人不去的理由。有沒有可能是他個性注重外表,對外出穿搭感到很煩惱、很麻煩,乾脆不去最省事?還是他因為中風留下手變形扭曲的後遺症,不想被別人看到、吃飯夾菜會有困難,所以寧願一個人在家?

　　接著,再一一針對可能讓他抗拒出門的原因,給予合適的解決方案。像是陪著他一起準備外出服裝,挑選一件可以適當遮掩手部的長袖衣服,或是告知他會協助他方便進食。總之,用循循善誘的態度,降低讓他產生疑慮或感覺有難度的部分,慢慢使他對自己有信心,進而增加外出的動機。

　　照顧者應盡量尊重病人是一個完整、有自我意識、有尊嚴和需求的個體,要設立照顧界線,不應無止盡的為他們做每一件事情,過度的付出不但會讓你感到疲累甚至懊悔,病人也會因此喪失了自我修復、回歸生活應具備的經驗

和能力。相反的,如果你是病友,也應當保有自己的界線,當照護者為你做了太多事,剝奪了你為自己負責、能獨立自主的機會,也要請他們稍停一下,彼此溝通討論出對雙方都更為恰當的做法,才能提供真正的協助。

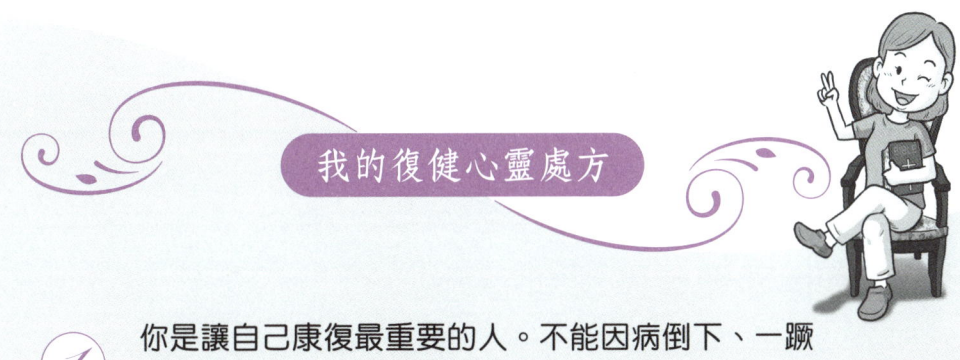

我的復健心靈處方

1. 你是讓自己康復最重要的人。不能因病倒下、一蹶不振,否則家人也會跟著生病!

2. 知道何時該向別人表達、知道應如何尋求協助,這也都屬於把自己照顧好的範圍!

3. 行動不便時,請別人代勞會比自己做更容易得多,但保持一定程度的獨立性很重要!

4. 照顧者不應無止盡為病人全部代勞,否則病人也會喪失自我修復、回歸生活的能力。

挖掘潛在的金礦：
同理被照護者的需要

無論是中風病友或必須給予照料的家屬，一路走來都辛苦了！在醫院，我看到許多陪病、照護的日常，加上我自己是病人又有諮商輔導的所學和經驗，對當中某些現象特別有感，所以這篇想要分享一些心得給照顧者們！

家屬也要調整做法和心態

　　當家裡有中風的親人需要照護時，第一個想提醒的，是需先了解病人的狀態與心態，給予合宜的協助，如中風病人需防再次跌倒。第二想提醒的，是務必要有好的體力、精神，不要把自己累壞了。想要幫忙多做一些事情，好讓被照顧者的起居生活更輕鬆，這是很能理解的。但就如同前面提到，別將事情都攬在自己身上，應多多鼓勵病人自理某些生活事務、促進獨立。如果發現病人做起來可能有些困難，可以先問問是否需要支援，盡量不要一下子就全部接過來自

己做。偶爾想休息或去從事照顧以外的事，可以請其他家人、朋友幫忙，或者尋求能提供部分援助的機構，譬如衛生局的長照服務（1966 長照服務專線）。照顧病人的同時，別忘了也好好照顧自己。

站在家人的立場，當然都希望患者可以早日恢復，不過要注意的是千萬不要對病人這樣說話：

「你要趕快好起來！」這樣說，反而讓病人形成更大的壓力。

「怎麼這麼久還沒好啊！」有的家人或許是累了沒耐心，說這樣的話恐怕讓病人更沮喪！

「你這樣不行啊，不積極一點會連累到我們！」諸如此類的話更是往病人身上補刀。

家人之間也許平日講話口無遮攔、講話毫不顧忌慣了，往往一些具有殺傷力的話不經大腦脫口而出，以為只是開開玩笑，但面對生病中風的病人應該要更具同理心才對。

什麼是好的陪伴照護？不是一邊期待他變好，一邊卻評價他、數落他、嘮叨他。家人只講該講的話就好，若是一時之間不知該如何回應，安靜傾聽也行。

　　「只講該講的話」是指什麼呢？例如：該吃藥了、該站起來活動活動囉、我們來走一走吧、心情不好要不要吃塊巧克力……，或者聊一些他喜歡的事物。

　　如果不知道聊什麼，講講笑話也可以呀！我曾陪伴妹妹度過最艱辛的化療時刻，大概十幾年前我妹妹生病，我飛到美國想給她親情的支持，事先特地到書局買了一本笑話全集，選了幾個覺得不錯的硬是把它們背起來。每當看到妹妹身體不適、有些苦悶時，我就搬出笑話來娛樂她，緩解些許對抗病魔的壓力。如今，我可愛的妹妹健康又美麗，有愛心又貼心。

幫助被照顧者，看見更好的自己

　　照顧病人的情感需求和照顧身體同等重要，中風不但會影響病人的肢體活動力，多多少少也會影響他的情緒健康和行為方式。因此，照顧者與其他家庭成員都應該盡可

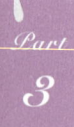

能多一點鼓勵話語，幫助病人重新振奮。

大多數中風患者因行動或言語有障礙，在過去習以為常的活動上控制能力變得較差，而常有自尊心受挫、失落無助的感覺，變得比較敏感，常有負面思想，這時更需要身邊的人多給予讚美、肯定，強化病人的自信心。

「你今天走的比昨天更穩了！」
「剛才自己穿衣、扣釦子的動作很順暢！」
「這幾天說的句子比較長了喔！」

類似上述的表達方式，針對具體的事實真誠地讚美，聽起來才不會過於空泛表面，也可以引導病人往更明確的方向努力。

每位病人的身上都有黃金，但他自己可能沒有察覺到，照顧者可以試著在每日照顧中細心觀察、挖掘這些潛藏的金礦，找出可以稱讚對方的亮點。即便只是「今天氣色很不錯」、「這陣子精神、胃口都有進步」等等，都很值得讚賞稱許，或許還會帶來意想不到的正面效應呢！

雖然我已經是相對比較積極正向的病人了，但我的妹妹還是會不吝於給出讚美：「感謝姐姐，你一直這麼努力、這麼堅強，真是我們的好榜樣。」這樣的言辭也是很有力量的喔！

病人否定自我時，照顧者該如何應對？

病人因為有負面情緒，把宣洩出口對準家人或與他相處最密切的照顧者，是很常見的現象。如果照護者同樣也很自我，無法換位思考，就很容易對病人感到生氣與厭煩。沒有覺察能力遲緩的患者，很難自行化解心裡的不舒服，這時家人就需要有多一點的耐心和溝通技巧。

比如當病人說：「我沒用了！」就要先探索他為什麼會講出這樣的話？洞察他的心理狀態，然後才能透過良性的溝通，進一步讓他做出行動和改變。假使病人說這句話的背景是因為當日的復健狀況不理想，我們可以說「或許是今天天氣不太好」或「昨晚你可能沒睡好的關係」，「所以你沒辦法發揮得很好，來！我們換別的試試。」

之前曾聽到一位中風病友分享以前只需要走十三分鐘

的路，現在要花一個小時才能走完，所以覺得自己無用。其實可以這樣鼓勵他：「即使這樣你還是走到了，有些人連行走的機會都沒有喔！今天也許花了一個鐘頭，但只要堅持下去會越來越好的！」表達鼓勵的話語之後，再來跟他一起把對疾病的抱怨、不滿化成行動，像是建議他可以去問問治療師做什麼能走得快一點。透過真正有助益的行動來幫助他改善，因為有時候光講道理是聽不進去的，不如協助他找到解決問題的方法。

有時病人會自覺沒用，可能是來自生病過後喪失了對生活的掌控和選擇權，家人可以適時讓他決定某些事情，或者和他聊一聊對未來的計畫。

善用肢體語言，有助病人感受被支持與重視

「我怎麼這麼倒楣，竟然生這種病！」
「我看就算復健也不會有用啦！」

當有些病人怨嘆不已時，不妨讓他說完、安靜聽他發點牢騷，先試著接住他的情緒。

體諒他或許是出於害怕、焦慮、挫折使然，接下來可以輕輕扶著他的肩膀或握住他的手表達關心，告訴他：

「辛苦你了啊！放心，現在醫學很發達，醫護人員都很優秀，會有辦法的，我們也都會陪著你支持你的。」

甚至可以幽默一點：

「你有什麼需要，不要客氣，一定要告訴我喔！我雖然不是 superman，但會盡可能做到。」

在這段溝通中，身體的接觸很關鍵，這能幫助病人更平靜、有安全感，並感覺自己是被家人支持與重視的。

在病人吐出的抱怨、負面語言裡，有一點要格外留意，就是當他說出「不想活了」這樣的話，首先專心聆聽他的困擾和想法，表達自己很樂於陪伴、聽聽他說心事；但要是覺得自己的力量和能做的實在很有限、且力不從心，或是感受到病人的負面心理狀態已經對復健與生活造成明顯影響時，就該積極尋求專業的醫療資源協助了。

我的復健心靈處方

① 好的陪伴照護不是一邊期待他變好，一邊卻數落他、嘮叨他，只講該講的話，安靜傾聽也行。

② 在照顧中細心觀察病人，找出病人身上的黃金金礦（恩典），加以讚美、肯定，強化病人的自信心與力量。

③ 情緒殺手—抱怨：洞察病人的心理狀態，透過良性溝通，把對疾病的抱怨化成行動，協助他找到解決問題的方法。

④ 話語的力量，身體的接觸很關鍵，這能幫助病人更平靜、有安全感，並感覺自己是被家人理解支持與重視的。

⑤ 若病人的負面心理狀態已經對復健與生活造成明顯影響時，就要積極尋求專業醫療資源協助。

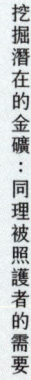

主動運動！
我的居家復健運動這樣做

腦神經受到損傷之後，因為身體功能發生了非常大的改變，我知道必須展開持續不斷的復健訓練才能幫助神經慢慢修復、改善肌肉功能。因此，除了固定到醫院門診復健之外，自己在家也做了很多的練習。雖然過程很辛苦費力、經常累得滿頭大汗，但為了走得更好、更久、更遠，這一切是值得的！

打造更充實有力的新生命

首先跟大家分享我的復健行程，還是要強調一點：每個中風病人受損的大腦部位、程度都不一樣，身邊能取得的資源也不同，我做的復健、鍛練不見得符合你的狀況和需求。主要想表達的是，中風倖存下來後病人千萬不可放棄希望，可以多方面、更積極去尋找各種可能的醫療方案及訓練方法，讓自己的生活更加充實，要是浪費光陰、虛度生命，那可就太辜負這次重生的機會了。

返家復健的頭三年，我大致維持這樣的步調：

- **星期一**早上電療四小時，下午物理復健。
- **星期二**早上是職能口語課程，下午針灸。
- **星期三**是大腦神經回饋訓練，下午自己練習。
- **星期四**早上九點醫院復健，休息過後下午自行練習。
- **星期五**是大腦神經回饋訓練，下午針灸或是帶著我的法拉利出門散步。
- **星期六**上午會有治療師到家裡上復健課，指導我走路。

後來，我發現不宜排得太滿，身體需要休息。病友應該按照自己的身體狀況和節奏來安排。這兩三年密集的課程和訓練，都可以說是我尋找、探索康復方法的一個過程，能讓我更有動力、更有目標的練習。在這段復健過程中，我發現不同的治療師或健身教練會有不同見解和教法，雖然不少動作以前都做過了，但每個老師講求的重點不太相同，也因此讓我感受到自己有所進步，學會正確掌握復健、運動的觀念和態度，這些都是非常寶貴的經驗！

我的復健日常與 3 個眼球控制訓練

所謂「主動運動」，指的是需要由自己參與、把體力投入在活動中的練習，有助於提升肌力和身體的能力；而按摩、電療這一類由別人或器材協助的活動，則屬於「被動運動」。

兩者各有優點，對於大腦神經重新連接也都能發揮作用，所以我把它們都納入在日常的復健訓練課程裡。不過，主動運動占的比例還是比較高一點，畢竟我的目標是要能獨立行走！

另外，雖然復健方法和內容需要有治療師的專業，但實際練習就得全靠自己了，像是基本的墊上運動、拉筋伸展四肢等等，我每天都會做。通常，我的一天是這樣展開的：

早上睜開眼第一件事是先禱告，唸一段簡短的通關密語──喊七聲哈利路亞後說：「聖靈我起來了，謝謝主把生命氣息都給我。」接著開始做呼吸訓練，一邊吸吐一邊想著「我要吸入耶穌的寶血，吐出中風的後遺症」，並一一在心中敘述我那些頭暈、眼睛忍不住想閉上等不舒服的症狀，最後拉拉腳筋再起床梳洗。

為什麼要這樣做呢？我自己覺得透過這種很有儀式感的行為，身心會產生一種很安定平靜的感覺，自己對於日復一日該做的事也會更有專注力。

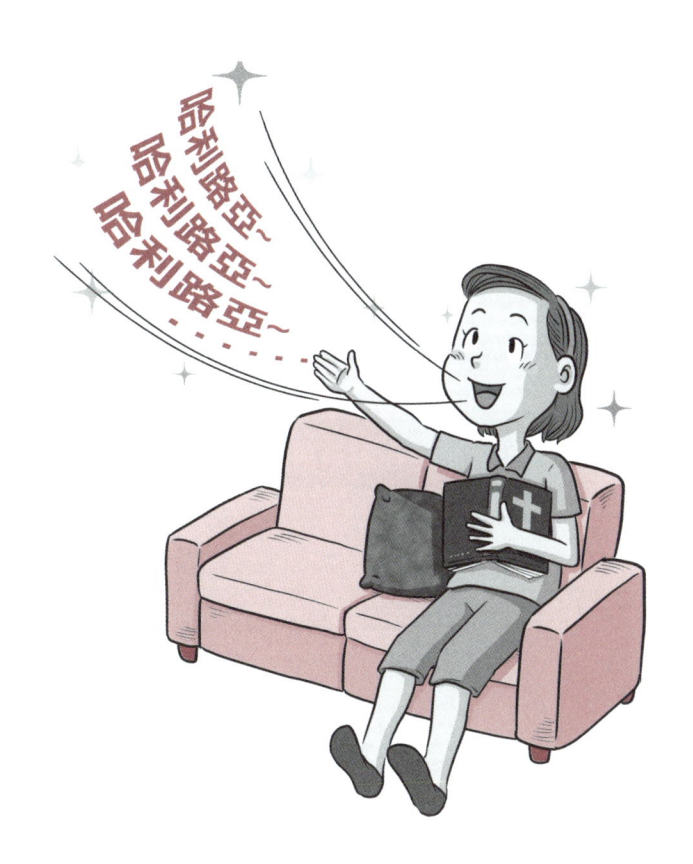

早上我先喝水大約 750cc，坐著慢慢喝的同時，兩隻腳的足弓踩在小球上，藉由滾動按摩腳底板的湧泉穴。

腳部運動

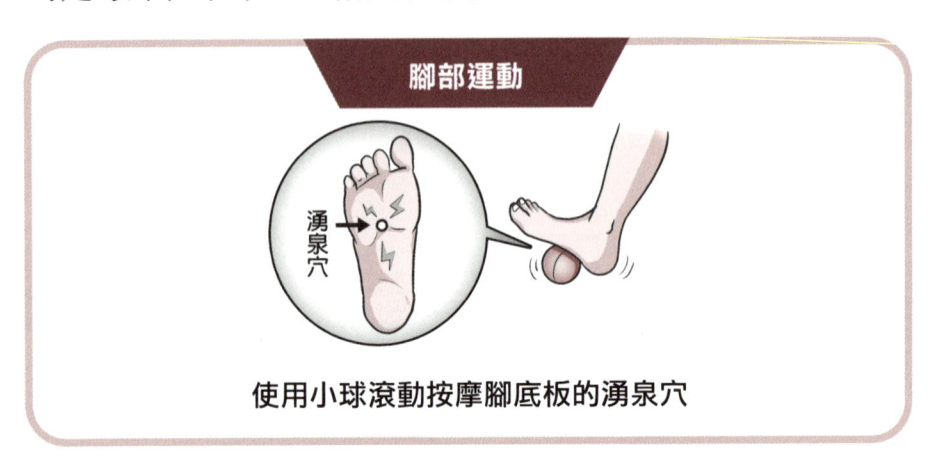

使用小球滾動按摩腳底板的湧泉穴

接著做眼部運動，將眼球依序上下左右轉一轉、動一動，為了改善視覺功能表現，我還會做幾個眼球控制訓練：

眼球控制訓練①

1. 頭保持不動，眼睛往上、下、左、右慢慢移動。

2. 眼睛注視定點不移開，頭往上、下、左、右慢慢移動。

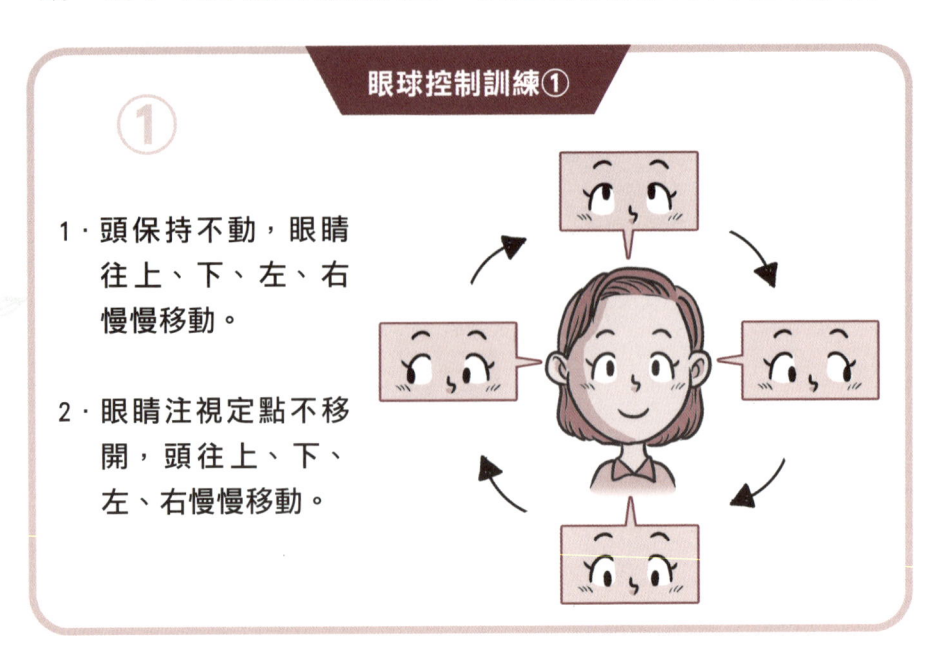

眼球控制訓練②、③

②

手臂平舉往前伸直，
用食指畫大圓，
頭部脖子保持不動、
只有眼睛跟著手指一起轉動。
速度盡量放慢，
做幾次後再換手，
有時也會換畫三角形
或四方形等其他圖形。

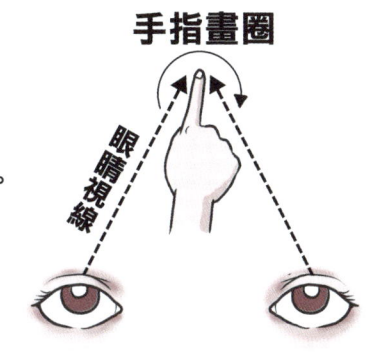

手指畫圈

眼睛視線

③

舉起食指放在眼睛正前方，
慢慢往鼻子靠近，
停在兩眼中央
讓眼睛做鬥雞眼動作，
維持幾秒鐘。
食指再慢慢往
原本較遠的方向移動，
接著再慢慢靠近眼睛，
眼睛注視著食指所在的位置。

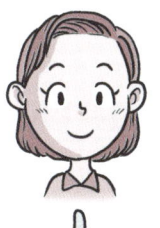

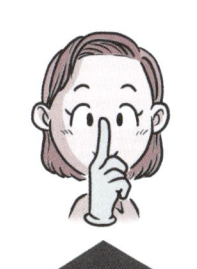

手指往鼻子靠近

主動運動！我的居家復健運動這樣做

Part 3

139

做完這些動作後，假設我知道今天是比較忙碌的一天，就會在空腹時喝點雞精。由於中風讓我的語言能力多少有受到影響，所以我也養成朗讀中英文書報、文章的習慣，有時還會試著背下來。而我的雙手即便沒有什麼障礙，我也是會常常活動它們，譬如把兩手手指彎曲握拳再張開，或是兩手的姆指、食指等五根手指頭一一彎曲再伸直，讓各個關節都能活動到。

自主練習 8 個墊上運動與站立平衡

以下要介紹幾個我經常自主練習的項目，儘管都是再熟悉不過的動作，但是我現在做的心態又跟初期復健時不一樣了，變得更專注在身體各部位的連動上，去感知這些動作怎麼做會更協調。

一般我需要用到這些復健輔具：

1. **瑜珈墊**：進行地板運動時使用（單層或雙層皆可）。
2. **軟式安全足球**：用來訓練核心部位（任可球類都可以用來訓練）。
3. **一面全身鏡**：可以看見自己的姿勢、走路的步態對不對，站立時是不是呈一直線。

4. 加厚款護膝：進行四足跪姿動作時可保護膝蓋。
5. 綁腿沙袋：1公斤和0.5公斤各一對，用來增加、調整負重。
6. 踏板：單腳或雙腳上上下下的踩，訓練下半身肌群。

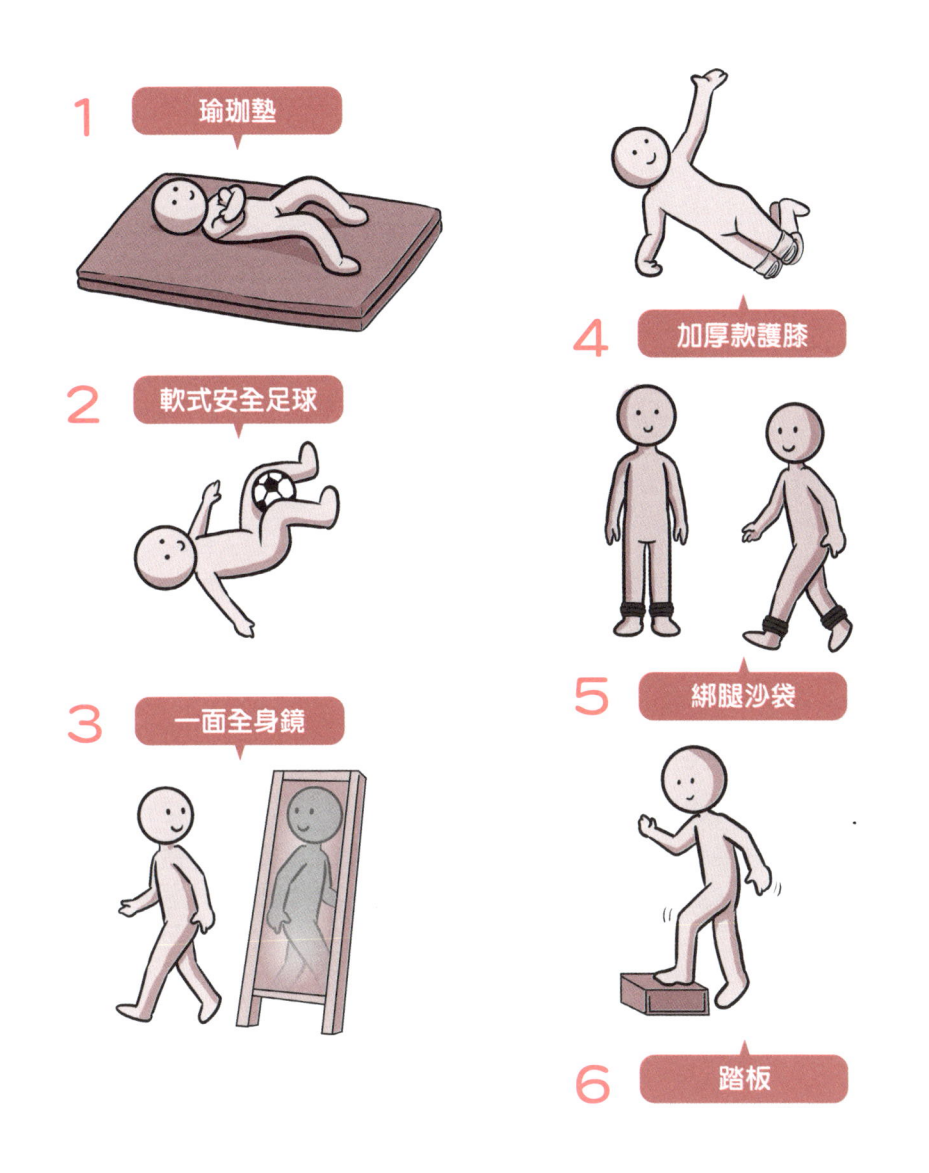

1 瑜珈墊

2 軟式安全足球

3 一面全身鏡

4 加厚款護膝

5 綁腿沙袋

6 踏板

各類輔具或運動可按個人需要選用，
以下是我日常時做的復健運動。

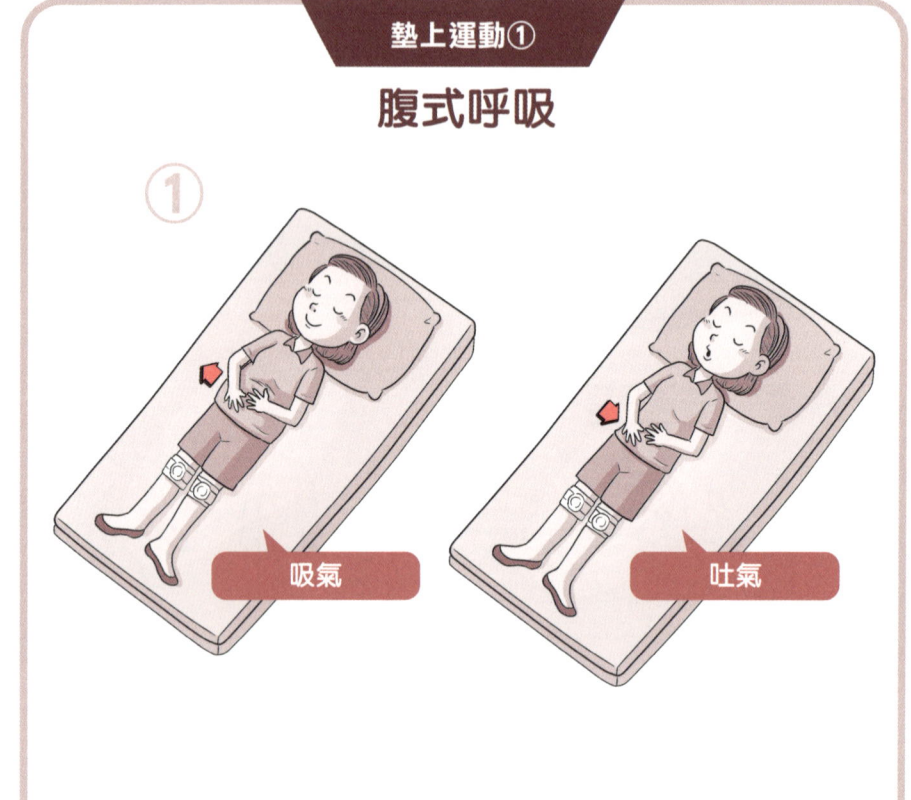

墊上運動①

腹式呼吸

①

吸氣　　吐氣

每次上到瑜珈墊後，不管做什麼練習，一定先練腹式呼吸。先採取跪姿再往下坐定，慢慢吸氣、橫膈膜往下，至腹部鼓起。吐氣時橫膈膜往上、腹部往內收，再把氣吐掉。

墊上運動②、③

橋式

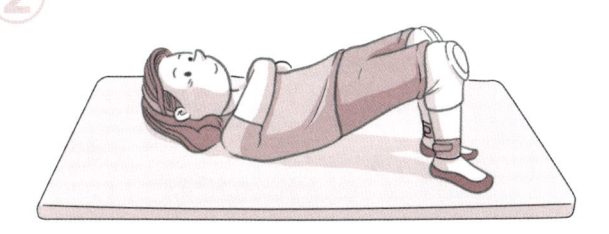

②

平躺於瑜珈墊，雙手交叉放置胸前，雙腳膝蓋彎曲，腳掌穩穩踩在墊上。背部平貼，肚子收緊後將臀部抬起，大腿用力使身體呈一直線，停留幾秒鐘。有時我會數 10 下再慢慢把身體放下，回到原本動作。

單腳橋式

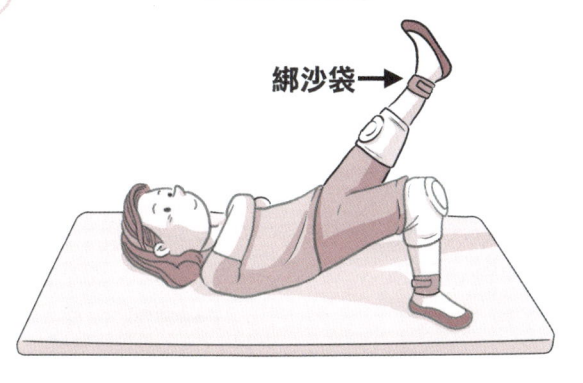

③

綁沙袋→

平躺於瑜珈墊，雙手放置兩側，雙腳膝蓋彎曲，腳掌穩穩踩在墊上，一隻腳往平舉上抬起，臀部用點力量把髖部抬高。因我的左腳有點無力，所以會另外再於左腳小腿上綁個沙袋增加肌力。因為我很需要平衡的鍛鍊會多做單腳橋式。

墊上運動④

核心訓練

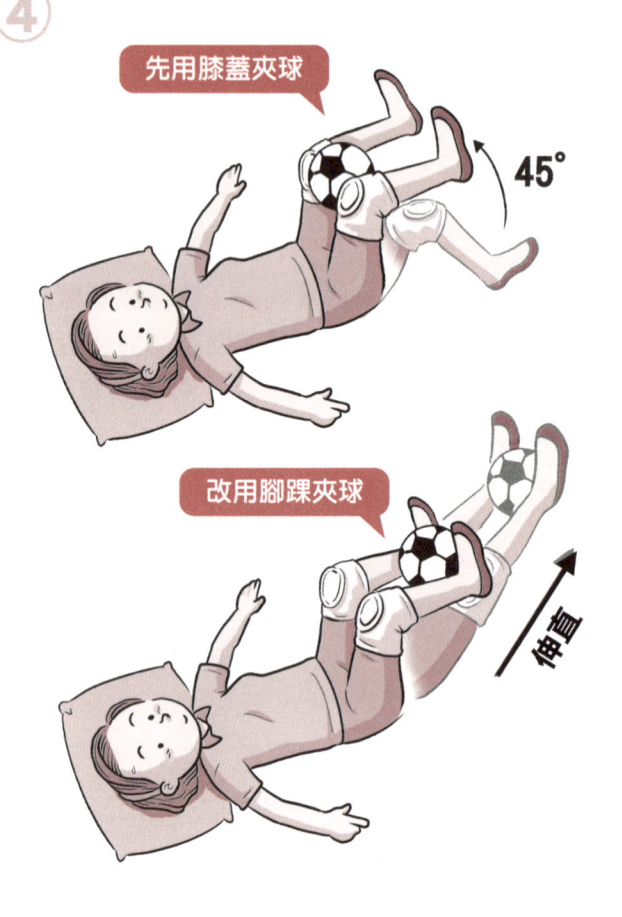

④

先用膝蓋夾球

45°

改用腳踝夾球

伸直

平躺在瑜珈墊上，雙手放置兩側，雙腳膝蓋夾著軟式安全足球，膝蓋保持微彎將球抬起約 45°再放下，不碰到墊子。做幾組後把球改用腳踝夾住，雙腳伸直彎曲，再往上伸直彎曲。

墊上運動⑤

四足跪姿

⑤

背部打直保持水平

同時把左手往前、
右腳往後伸展，
撐住默數幾秒

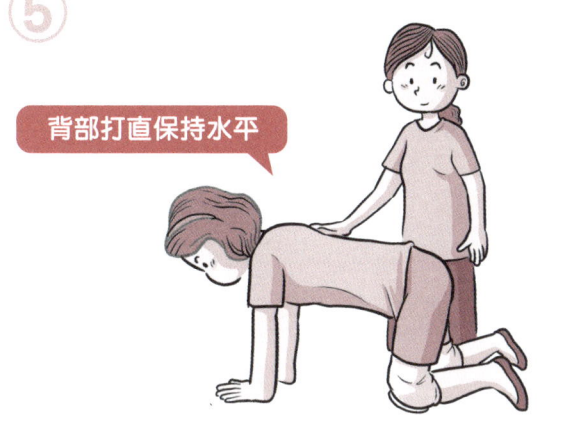

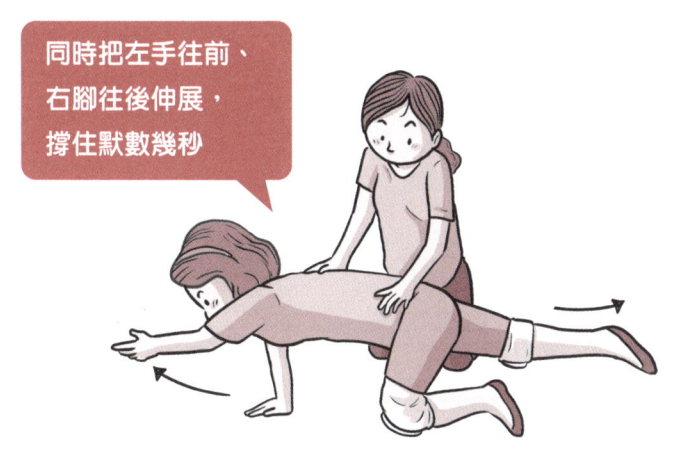

採四足跪姿，背部要打直保持水平，想像如同放了一杯水不能讓它倒下，同時把左手往前、右腳往後伸展，撐住默數幾秒，放下左手右腳，換邊進行。我在做這個動作時旁邊一定要有人適時給予協助，因為維持身體平衡並不容易做到。

墊上運動⑥、⑦

超人式伸展

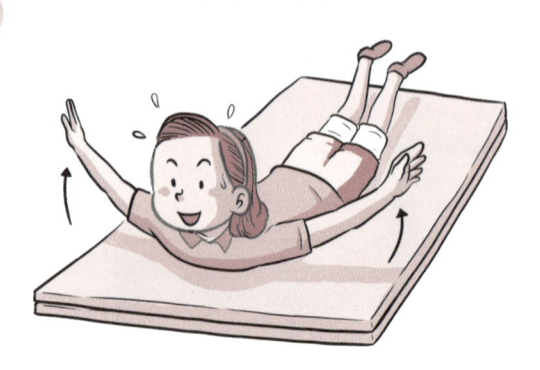

⑥

臉部朝下趴在地板上，雙腿和手臂伸直，然後核心用力抬起雙手雙腿，像超人一樣展開雙手，保持 5 秒後恢復放平。

熊爬式

⑦

這個動作有點像 baby 學走路一樣，做出四足跪姿動作，背部保持挺直，膝蓋在臀部下方並稍微抬起、離開地面，慢慢向前爬行。除了往前爬走，也要往左右兩邊爬行移動。

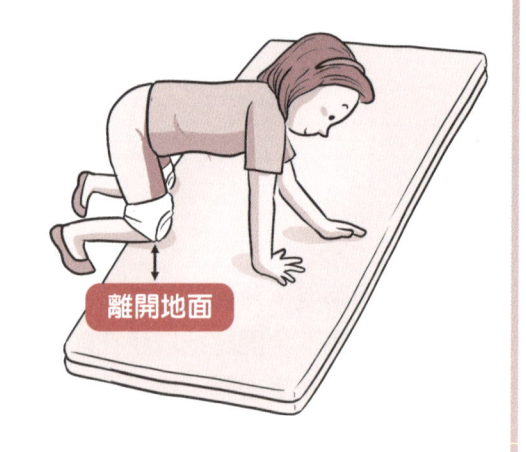

離開地面

墊上運動⑧
側棒式

⑧

身體呈一直線

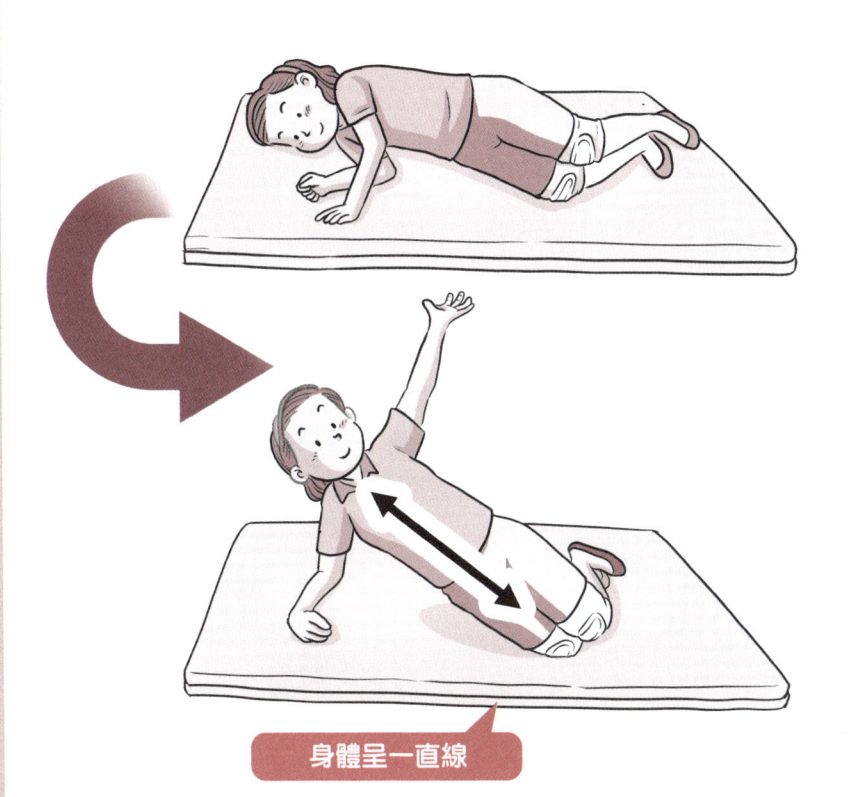

身體側臥躺在墊子上,手肘撐在地上,位於肩膀下方,前臂往前伸,兩腳伸直。腹部收緊,用前臂和腳部支撐,把臀部慢慢抬起離開地面,身體呈一直線,停留默數 15 下或 20 下。回到原始位置後重複練習幾次,再換另一邊做。

其他運動
站立平衡運動

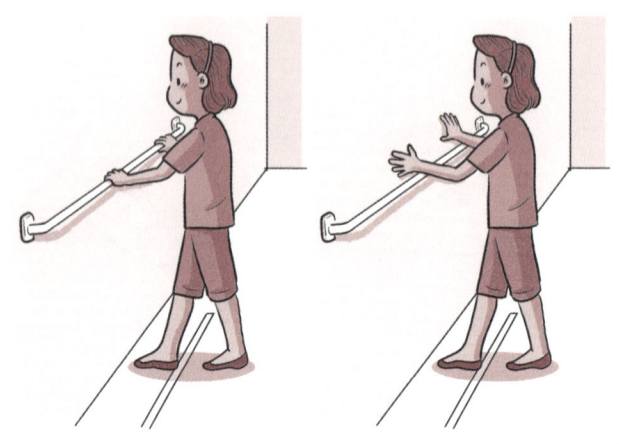

在有扶手那面牆的地板上,照著地面上貼著的白色線條,練習一腳前、一腳後的站立姿勢,或是兩腳都踩同一條線上,除了扶著扶手也會試著放開手訓練平衡。

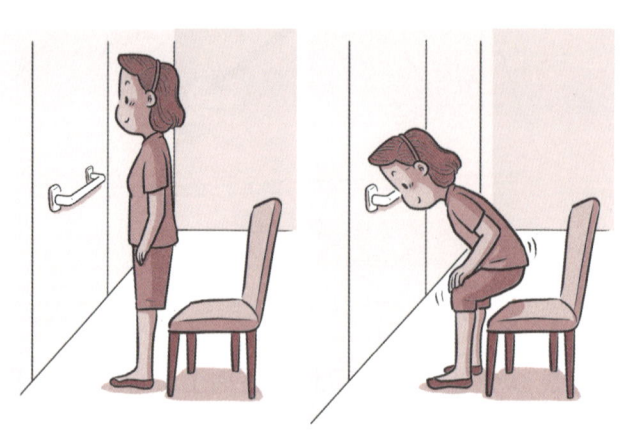

在扶手前放一張椅子,人站在椅子和扶手中間,慢慢往椅面靠近像是要坐下,但不碰到椅子,再慢慢恢復站姿。

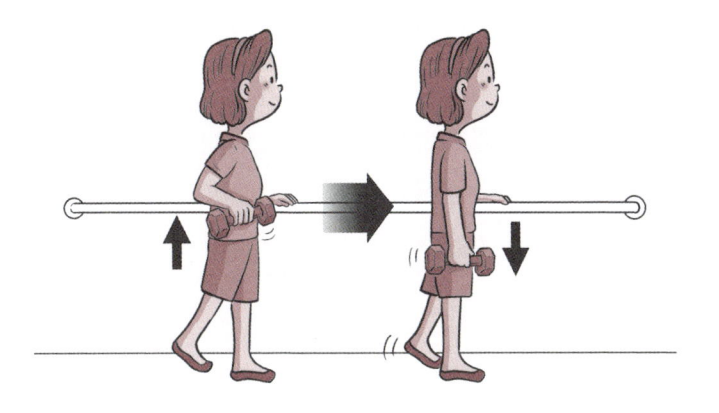

一手抓扶手，一手持 5 公斤啞鈴，邊舉邊行走，手持啞鈴側的慢慢的手，慢慢提起至腰部再放下，重複幾次後再換邊做。為了要看是否夠平衡，會在前面放鏡子檢視自己的動作。

重點

平常練的時候會盡量放手做，萬一覺得不夠平衡時會趕快抓住扶手。所以家裡安裝固定式的扶手，不單單是行走時可以更安全，也是運動鍛鍊很好的輔助工具。

由於我走路會有些後傾，治療師也會要求我要緊貼著牆壁站立，練習保持平衡。

　　自主練習時不用太勉強自己，做動作時要盡量放慢速度，能穩定完成比較重要；過程中隨時感覺有點累，就多做深呼吸休息一下再繼續。

　　通常我遇到天氣不好的話，原本比較沒有力氣的地方會更弱，所以鍛鍊時會看自己的狀況來調整，比方是兩腳都要綁沙袋，還是弱的那隻腳改成兩個沙袋。做這些練習不止是一再重複動作而已，更要刻意去覺察自己當下的狀態、有沒有什麼地方是弱點還要再加強。

　　提醒病友們依循自己的步調進行復健和鍛鍊，熟練之後在自己能夠承受的範圍內再加入一點點挑戰，不要過度勞累，降低受傷的風險。

　　還有，充足良好的營養和睡眠很重要，精神夠飽滿才能投注體力和專注力來完成訓練。只要不停止練習，一定會進步的！

社交關係、人際互動不斷線

或許是因為不能接受自己的生理狀態改變，或者因為口語表達的能力減弱了，因生病而變得退縮、不想與人互動，是我在住院時看到的現象之一。真的是好可惜啊！雖然身體是和過去不同了，但我們喜歡的人事物並沒有不同，這個世界仍然歡迎我們去探索它，甚至享受它，這也是我後來想通的！

敞開心，走出去就對了

就算是行動不便，在有人可協助的情況下，其實還是可以完成很多事情，千萬不要因此失去信心，要勇敢走出去。頂多只是動作變得沒那麼順暢，進行起來稍微麻煩了一點、速度慢了一點。很感謝我的另一半，在我剛從醫院回來的第二天，他就推著我去逛街。融入社群這件事，尤其在初期很需要家人的支持，能共同參與的話會更好。

把自己緊閉起來,對復原沒有好處。我自己曾有類似的「封閉」經歷,生病返家後的頭一年,一方面是因為我安排了很多復健行程,實在太忙,另一方面是我內心還是有點不太能接受自己無法行走、必須倚賴輪椅,因此除了回醫院門診復健和參與教會之外,我鮮少安排自己的娛樂和社交活動。後來我體認到自己是得跟輪椅為伍一陣子了,於是就在群組上發訊息向大家宣告我接下來有一段時間要當輪椅美女囉!往後盡可能在自己體力可負荷的範圍內,抽出時間積極參加各種場合。即便出入行動都必須仰仗輪椅,還是可以想些辦法讓自己可以更開心、自在一些,對吧!?

而且,當你走出去後會發現,對你目前模樣有排斥心理的也許只有你自己。看到一個生病的人能夠不怕困難,再重新站起來面對生活,我的感受是絕大多數人都會投以佩服、欣賞的眼光。就算是沒有欽佩的眼光好了,至少識別度很高嘛!我現在去到任何地方,都很容易被記住。有次我買了件新衣服,回來穿上後才曉得尺寸太大了,打電話給店家直接說我是那個坐輪椅的,老闆立刻就知道是誰啦!

用對方法創造新經驗

除了融入自己熟悉的社交場合,也可以嘗試一些以前沒做過,且現在還是很適合自己的新事物。你仍然具備探索的能力,不要拒絕、逃避那些機會和邀請。病後,我反而更有餘裕去做些新奇的事,更在這些過程裡收到來自他人的善意。

比方說,我們有位會友製作了一齣舞臺劇,這對從來沒有看過舞台劇場的我很是新鮮,當然要參與囉!當天讓看護休息,我和老公自己來就好。到場後因老公還要等其他人,我想想這環境是第一次來,可能要花時間熟悉一下,便決定自己先進去。工作人員很可愛體貼,立刻來推輪椅上的我,還溫柔地問要不要先去洗手間,雖然我自己完成如廁,但後來感覺衣服沒辦法很順手整理好,便呼喚在外等待的工作人員進來幫忙我。當晚也在很愉快的氣氛下,觀賞了難忘的舞台劇初體驗。

要參與社交活動,我覺得第一件事是你自己要很有信心,不需要改變什麼形象,以前是怎麼穿著打扮的,如今還是照樣做,甚至把自己打理得更漂亮、更帥氣,那就更好

了！在這當中確實需要克服一些不便,但健康的人生不就是這樣嗎?總是要找出方法化解擋在前方的阻礙,不可能永遠停滯不前的。比較不一樣的是,假如面對的是一個新的、陌生的環境,務必要仔細環視、注意自己該怎麼做才安全;遇到困難或需要幫忙的狀況,也要記得適時尋求他人協助。

重新培養休閒嗜好

此外,嘗試或挑戰新事物時,也要知道自己的限制所在,不宜貿然行動。2023年12月,距離我生病已過了三年,我終於有了第一次泡溫泉的經驗。其實,我早就想泡泡溫泉,但這不能只憑自我的意願去做,要考慮是不是夠安全,也要考慮別人可能會有的擔心。於是趁著教會的退修會活動決定完成這件事,我說服不泡湯的看護在一旁穿著浴袍陪我,幫助我扶著欄杆下到浴池裡。雖然只能靜靜坐在欄杆旁的位置,我就心滿意足了。

勤於療傷、復健之餘,恢復自己原本的角色、日常生活及繼續從事原有的興趣和嗜好,相信對康復都有正面影響。不過,可能也有些病友會因為中風關係而難以維持原來的愛好,如果是這種情況,可以先思考是否能在其他人的

幫助下完成活動。例如要是沒辦法像以前那樣健走，而且自己一個人行走也有困難，也許改成比較溫和的散步運動，並找個家人或朋友陪同。

假使連平時的休閒嗜好暫時都無法再做了，依自己的興趣和目前的體力去尋找、嘗試一些以前從未想過的新活動，也是挺不錯的，說不定還會因此開啟另一扇窗呢！一開始找不到也沒關係，可以參加如社區大學這類的團體活動，或是單純和家人一起走出家門逛逛購物中心、看場電影，甚至只是找間咖啡館坐著看看往來的人們都好。總之，走出現狀就對了！

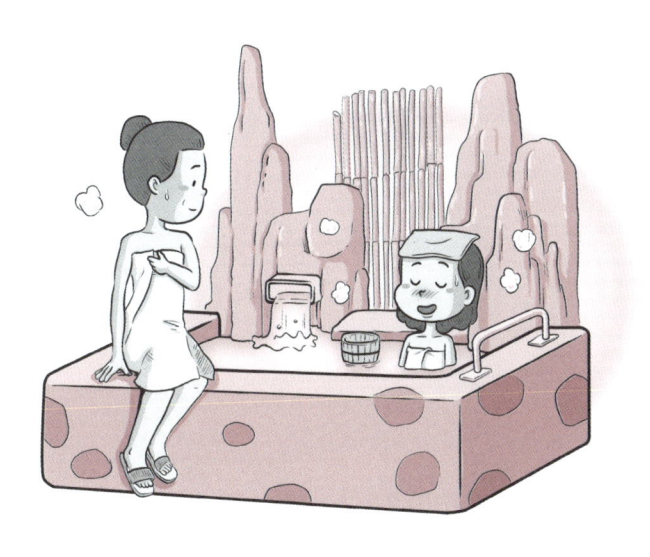

我的復健心靈處方

① 走出現狀：走出去後你會發現，多數人對於病人能不怕困難，重新站起來面對生活是投以佩服、欣賞的眼光。

② 勇於嘗試：可嘗試以前沒做過且適合自己的新事物。參與過程中若需要幫忙，也要記得適時尋求他人協助。

③ 常保喜樂：若因生病難以維持原來的喜好，可以重新依興趣和目前體能去嘗試一些以前從未想過的新生活（如公園野餐、泡溫泉），常保喜樂小確幸。

試著寫下屬於你的心靈處方

關於看護的一些想法

一旦中風，往往會留下難以回復的後遺症，因此需要長期的照顧。我在醫院接觸到的病友，有家人照顧的，也有交給職業看護照顧的，雖不能說看盡百態，但確實看到了各種不同的樣態。這讓我產生了一個很深的感觸：合適的照護者能幫助病人逐步邁向康復，不稱職的照護者則會讓病人每況愈下。

盤點可運用資源及照護方案

其實，不只是照護者的態度、作為，身邊家屬的情緒也會對病人帶來最直接的影響。所以家裡要是有人突然中風，先別著急慌張，周遭的人感覺有壓力，病人也會也會有壓力。養病先養心，心安了，身體就會好多了。

針對返家後的照護要預先做全盤規畫，並尋找人力、經濟、醫療等各項資源。以醫療資源來說，如果住家附近有醫院能做定期復健最好，走路前往也有助於增加運動量。

其他像是復健過程要由誰陪伴、是否需要申請長照、如果需要交通接駁要使用復康巴士還是無障礙計程車、無障礙設施及生活輔具的安裝準備、有哪些社會資源可運用等等，都要做計畫。

關於長期的照護人力要找誰，如果可以跟病人先做討論，彼此溝通清楚，自然是最理想的了！但很多時候根本沒得選，畢竟中風剛發病時都是非常緊急的狀況，能夠出現一個可以照護的人，就已經覺得老天很幫忙了，比較沒有辦法兼顧那麼多面向。

以我的情形為例，只能尋求可以全天候 24 小時照顧的看護。當初先生為我聘用了外籍看護，我也經歷了很長一段磨合與適應期，儘管心裡知道她是來幫助我的人，但又因為失去一部分隱私，產生一種被管轄、很受拘束的感覺。雖然許多事不盡如意，但也必須忍耐。漸漸地，我發現被照顧也很不錯，每天早晨我還躺在床上時，看護就已經起床進到我房間道早安、幫我量血壓，也會協助我打理各項生活事務、陪同復健治療，生活變得更舒適。

如何協助外籍看護成為被照顧者的好幫手

　　在家庭沒有人手可以照顧的情況下，外籍家庭看護會是很得力的助手，因為同住一個屋簷下，能夠時時刻刻注意到被照顧者的狀況。其間最大的問題還是在於如何讓看護和被照顧者雙方維持好的相處，以我個人的經驗來看，大多數的誤會、摩擦、衝突，或感覺照護品質不如預期，一部分可能是看護原本素質的問題，另一部分則來自文化、教育背景、語言的不同，如果沒有去理解這一塊，就很容易出現不良的溝通後果。因此，與外籍看護相處，我有三個建議。

- **建議 1**：試著瞭解對方的個性、成長背景、教育環境。
- **建議 2**：事先溝通清楚工作細節、時間，可避免不必要之誤會或負面情緒。
- **建議 3**：多鼓勵、讚美先、糾正後。

　　以前曾有幾次我感覺看護太過強勢有個性，差點都要被激怒。後來聽她講述後才了解到，並非只有我們找看護的這一方在碰運氣，來到異地打拼的他們又何嘗不是呢？看護描述了一些朋友擔任幫傭時不是很好的經歷，啊！難怪他們的自我意識這麼強，他們也要學會保護自己的權益。其實，照顧者與被照顧者的相處，無非就是人與人之間的

關係，需要用愛、接納、了解來調和。

後來我也調整心態，不能一味地要求看護為自己效力，「凡事我說了算」這樣的習慣要破除。有時要讓她有所發揮，幫助她在照護之中成長，讓她在日常看似平凡瑣碎的事務中獲得滿足、喜悅、有成就感，並理解她偶爾的小情緒。長期照顧終歸不是一件輕鬆的事，而這是直到某次看護請了婚假、由我先生擔起照護者的角色，才有了極為明顯的對比。

那是我先生第一次照顧我。一開始他還用英文輕鬆愉快地說：「我是你 24 小時的英國管家。」接著為我燙衣服，細心幫我穿上，結果我的白衣服還不小心沾到了口紅，讓他還小小沮喪了一下。第一天，他很有照顧服務的熱忱，表現「A+」；隔天略差一點變成 B+；到了第三天，他因體力不支，只能累得落跑，整個人倒床休息睡覺去啦！所以，專職的看護協助照顧真的是太重要，讓有工作在身的家人照顧，他們就得蠟燭兩頭燒、忙於奔波。

看護工作細節，務必事先溝通清楚

我知道有部分病友被非家人的他人照顧，會有抗拒或覺得不習慣的狀況，尤其是當照顧者與被照顧者都有很強

烈的自我主張時，往往就會產生一些拉扯、不愉快。我也有過類似經驗，後來我自省是因為一開始沒有把工作內容、權利義務先講清楚的緣故，以至於家裡偶有客人來訪或治療師把時間提早，和平常的作息比較不一樣時，看護會認為這是額外多出來的工作。

為了降低雙方對照護工作範圍的落差，包括照顧事項、生活需求、應注意的細節、自己希望達到的標準等等，自己可以先一一列出審視，並詳細告知看護，相信有助於減少不必要的誤解。另外，要了解看護的實際中文程度，避免將好意當成惡意，而造成不必要的紛爭。

我的復健心靈處方

1. 病人對於剛上任的照護者需經磨合與適應期，溝通得當漸漸能感受被照顧得不錯，自然能感恩找了好幫手。

2. 「凡事我說了算」這樣的習慣要破除。要讓照顧者在照護過程中獲得肯定，並理解她偶爾的情緒及她的努力與用心。

Part 4

保養第二張臉
活出全新生命

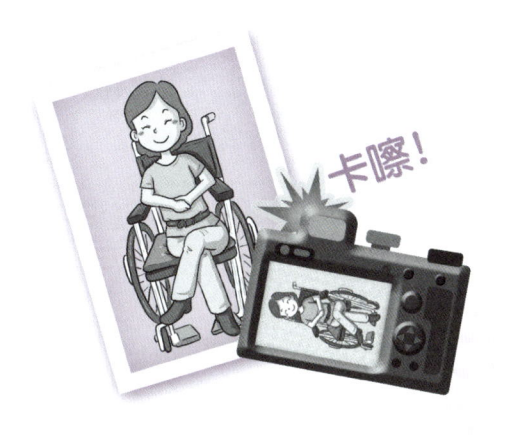

把中風意外
當成上天化粧的禮物

我們都希望身體健健康康,最好不要生病,但生老病死本就是人生的必然。既然生了病就要勇敢面對,時間不會為我們停下來,日子還是得過,你要開心樂觀或悲傷沮喪度日,都是你自己的決定。

以不同角度看待疾病

在得知自己中風時,我先是向天父禱告:「主啊!如果這是出於祢的安排,我願意接受。」從那刻起,我便接納了自己的情況,心思很單純,也不擔憂。儘管這個突發的疾病實在是始料未及,但我隱隱覺得生病不會那麼糟!對有些人來說,可能會認為生病是一種懲罰、咒詛,應該是做了什麼不對的事才會遭受這樣的苦難。

我會換個方式想,腦中風嚴重時是會失去生命的,但

是神這麼愛我，讓我能繼續保有生命、與我所愛的人還能在一起，那麼更應該從中有所學習，而不是去擴大它的壞處。生病是一種化粧的禮物，讓前半生忙得團團轉的我可以休息，多了很多空間與時間，能夠靜下來去思想自己的過去、現在與未來，也省察到自己原來並沒有我想的那麼強。這是一個很好的機會，不只能幫助病者省察自我，也能省察自己跟家人間的關係；如果原本就有信仰的話，還能省察自己與信仰的關係。

若能用不同的角度來看，生病不會只有失去，也會有收穫。儘管這麼想，但中間我有時還是會有軟弱的時候。

有時候也會問神：「為什麼已經這麼久了，我還不能自己走路，還需要倚靠輪椅？」

神給我的啟示是：「不是你有什麼過錯，這一切乃是要讓人看見神的奇妙作為。」

明白了神的心意之後，我知道在這條路上神必會持續引導我，信心也就能更堅定。

生病轉念改變了我

可能對某些人而言,很難將生病看待成一份化粧的禮物,那是否能試著這樣思考:我要如何化生病為健康?

在還沒有發病之前,我是一個不怎麼有幽默感也不特別愛笑的人,加上在職場長期作為經營者的關係,比較是發號施令的角色。因此,以前別人只敢遠遠的看我,可能想親近我也不怎麼靠近,很難了解我其實是望之儼然、即之也溫的個性。

一直以強者姿態、很少向別人求助的我,生病之後深刻領受到自己的軟弱,也看到自己仍有許多不足,決心變得更溫柔和順一些,試著增進幽默感、多一點笑臉。我常這樣譬喻:以前我在別人眼中是高貴很貴,現在則是高貴不貴。

過去我動作、思考都很快速,事事求好心切,一次總要連發三個指令,常使人招架不住。甚至在剛罹病初期,因此嚇跑一位有護理背景的看護,據我先生的描述是這位看護說我一下子會提出好幾個需求,讓她應付不過來。而且我以前就連穿衣都很麻煩,不只是各種活動有不同的衣服搭

配,同一個場合也絕不重複相同穿著。經過這些日子逐步調適之後,我不再那麼強求、執著,不再認為自己都是對的,也活得更從容些了。只要大方向對了,細節 OK 還過得去就好了,要看重的是心性而不是外在。

以前我不買保險買保養(抗老診所療程),現在我則是把保養交給自己,怎麼做保養呢?生活中的日常就是「五飽」,每一天睡飽、吃飽(營養均衡)、喝飽(多喝水)、笑飽、健飽(多運動)。我不再重複吃自己習慣的食物,不把咖啡當水喝,保持好心情,常開懷大笑,復健時,就用吃喝玩樂的心態看待之。

病後人際關係的轉變

還記得我前面曾提到,在知道中風當下我產生的那些「種種關係會變好」的意念嗎?後來也一一成真了。

首先是我和先生的關係。以前我們都各忙各的,不管是經營事業或服事教會,我們各司其職、各盡其責,兩個人分頭行動,忙得不得了,很難有太多時間相處。現在他一有時間就會陪我走路、帶我出去玩,我們倆的關係更緊密了。

先生也變得更可愛更有耐心,過去他最討厭逛街,我買東西時,他就坐在店家的椅子上,一動也不動;現在不但會推我去走走逛逛,進到服飾店裡還會幫我看這樣配搭好不好看。因著我生病,他亦開始注重身體保健,會多喝水、多吃青菜、定期接受體檢,培養健康的生活習慣。

自從我生病以後,先生在教會可說是全力發揮!以前他被我影響,不能盡情施展手腳,現在他能發揮自己。過去在教會服事,若有些人因不了解發出批評和議論時,身為牧師首當其衝成為箭靶。如今他都親力親為,會友看到他對我的體貼與愛心很受感動,現在全教會的人都變得很愛他。如今會友們更加同心團結,屬靈氣氛更好。

自從長大之後,我家一幫兄弟姊妹分別住在不同的國家,也都有各自的家庭事業要發展,難免疏於聯繫。但現在我們經常保持聯絡,感情更加深厚。我稍稍吃了點苦頭,卻收穫這麼多,深深覺得超滿足!

我的復健心靈處方

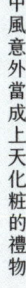

① 生這場病不只人際／神際關係的突破,幫助自我省察,也能省察自己跟家人間的關係,甚至還能省察自己與信仰的關係。

② 現在的我,把保養交給自己,生活中的日常就是「五飽」,每一天睡飽、吃飽(營養均衡)、喝飽(多喝水)、笑飽、健飽(多運動)。

③ 以前不論和先生或兄弟姊妹都各忙各的,生病以後,家人相處時間更多、關係更緊密深厚。

試著寫下屬於你的心靈處方

自省與改變！
享受生活中的多種面向

年輕時的我，是經常飛來飛去與客戶開會的 Margaret；2007年先生建立教會後，我成了蒙召事奉、人人口中的師母；教會成立 10 年之際，我也跟隨丈夫腳步，被按立為牧師。數十年來馬不停蹄、汲汲營營地往前奔去，生活中缺乏留白時間，連大安森林公園都不知道長什麼模樣……直到有一天老公帶我去那野餐。結婚近 40 年的我們，那天第一次去公園野餐。病後，我才從頭開始學習「過生活」。

要求完美、效率背後的壓力

當我以為自己已經做好了預防，卻面臨了突發且原因尚不明確的疾病，其實也會思考是不是哪個環節出了差錯？

難道是因為壓力嗎？不禁回想，以前的我是個要求很高的人，對自己對別人都是。最早在外商機構上班，那時的猶太籍老闆很注重效率，每次只要一下達指令，我就得馬上

執行。最後我訓練自己，在老闆說出口之前先行動，把事情完成。等到後來我成為公司負責人，也複製了同樣的做法，當我一開口就要立刻做到，否則我就不高興啦！

另外，我還有同一時間內處理多件事務的習慣，當時也對此沾沾自喜呢！舉例來說，我可以一邊講電話一邊在文件上簽字，一邊又跟在我面前的人說話，我甚至還跟對方說：「欸，你別介意啊！」如今想來真是太狂傲了。應該先好好地把電話講完，再跟面前的人對話，最後簽字。過去公司大小事情繁瑣，我一心追求速度急著解決，員工有話要跟我說，我劈頭一句：「分一、二、三講重點。」現在想想好像很沒有愛心啊！無論對待人己，身為企業經營者的我都太過緊繃了。

活得太用力，渾然不覺超出負荷

成為師母之後，盡責忠心是我對自己的期許，所以生活益加緊湊。每天早上大概六點多便要帶領晨禱，哪裡需要服事我就去。沒有人帶教會裡的兒童主日學，我也義無反顧，盡最大努力想一些好玩有趣的遊戲與孩子們互動，像是搭起小帳篷設計場景，教導孩子們認識《聖經》；甚至把

自己打扮成海綿寶寶，和小朋友玩在一起⋯⋯。另一方面，個性和過去的工作習慣使然，讓我對教會事務抱持著未雨綢繆的心態，有些事更可說是想得太多也太遠了。

當我真正察覺到自己真的非常忙碌，是開始在教會做諮商的時候。教會事奉的幾年時間發現很多人一直禱告，但每次禱告，內容始終都是相同的苦惱與問題，因此我想能不能轉換一種方式來牧養他們，後來神學院畢業的那年，進入台灣教牧學院並修習教牧諮商，學成後讓有協談需要的會友固定每週五下午兩點至六點，到我的辦公室進行個別輔導，每個人通常以一個半小時為單位，但時間經常拉得更長，譬如有時候婚姻諮商一輔導就是三個小時。諮商到晚上十點多才回家已成了家常便飯，返家後也還不能休息，要回覆訊息、書寫、禱告，再回想一下今天我做了哪些事、有沒有說錯話、有沒有人要我代禱而我還沒做的⋯⋯。常常還要接起電話，因為這些來電的人可能是碰到了某些困難、有危急需要陪伴等等，然而一旦接了之後就無休無止啦！導致我都很晚才能就寢，最長的一次曾講電話到清晨四點鐘。

生理上的疲累是一點，心理上也有很大的負荷。因為會來找我的都是遭遇了麻煩事，我聽到的往往是負面話語，

而且要介入、引導匡正他們的思想和行為。我既要思考如何導正對方,也要聽出他話中真正的含意,怎麼回答他不會讓他再次受傷?要讓輔導對象抒發但又要適時喊卡,什麼時候該我講、何時該有什麼作為,同時因涉及個人隱私還要保密,這些都很不容易很費力哪!

再加上我先生在 2016 年又創立了一個以年輕人為主的教會,同樣地,有人的地方就有各式各樣問題,要分享福音也要了解他們,不知不覺耗費許多體力和心力。

學會專心做好一件事

還記得生病復健之初,治療師應是有所察覺,曾問我:「你個性是不是很急呀?」由於治療師都會叮嚀不要求快、慢慢把動作完成就好,我因而逐漸體悟到過去同一時間多工作業未必是好事,能夠完整、周全的做好一件事相對更重要。雖說如此,直到現在我仍需要不斷學習和自我提醒。

剛告別復健科病房住院的日子時,因為希望自己可以趕快恢復行走能力,初期我每天在家裡練習走路總是汗流浹背,然後發現因為求快的關係,步態其實是不好看的。

我那些受損的神經、肢體活動的平衡都需要時間逐步修復，是有一個進程的，重點在於能夠把每一個動作精準做到位，讓自己有足夠的穩定度。

而這一場病也使我緊湊高壓的節奏變慢了，可以用以前從未有過的視角和方式過生活。居住台北數十年，直至病後我才得以首次造訪大安森林公園，和先生以及看護的協助，享受在草地上野餐的愜意快活！以前我和先生連在一起吃餐飯都是很難得的事，而現在只要先生有空，晚飯後我便挽著他的手到家樓下散步，兩個人獨處的時間變多，彼此的距離也拉得更近了。

我的復健心靈處方

① 有些事或許想得太多也太遠，為求盡責忠心，以致造成生理上的疲累，心理上也有很大的負荷。

② 不要心急、不求快、同一時間多工作業未必是好事，能夠完整、周全，專心做好一件事才更重要。

試著寫下屬於你的心靈處方

比打理外在，更重要的事

過去我光是做臉部保養，手續高達十幾道，「人家卸妝只要一瓶就可以搞定了，為什麼你還要分臉、眼睛、嘴唇、脖子不同地方用不一樣的卸妝產品？」曾經有位看護這樣納悶問我。是啊！我努力追求自己的臉要夠純淨、要能散發光彩，但心呢？它夠純淨、有光彩了嗎？

懂得欣賞、肯定自我

多年前，曾有一篇報導形容我是「時尚師母」，雖然外表穿搭變得時尚、潮流並非我的本意，不過這讓我能從他人的眼光看見了自己。有點可惜的是，當時我對自己的樣態卻不甚滿意，總覺得這樣還不夠好、不夠美，甚至在聽到別人的稱讚時也並未多加肯定自己，還要說「沒有啦」、「妳也很美」。等到生病之後去翻看以前的照片，才發現「哎呀！我以前看起來還蠻不錯的嘛！」

或許是因為從小身處強調內斂的東方文化，也可能是因為受到社會的普世看法、媒體追捧的審美形象的影響，我看到許多人和以前的我一樣，「明明很好卻還嫌自己不夠好」，這種行為對自己無疑是一種自信心缺乏的狀態。

　　人類有追求完美、好還要更好的天性，但同時也要認同自己、接受自己、肯定自我的價值，可以欣賞、擷取他人優點，卻不必全然學別人或與之比較。每天早上起床照照鏡子，不是先挑剔自己「鼻子不夠挺」、「眼睛再大一點就好了」，應該對自己說：「我看起來很不錯耶，越來越美了！」這就是一種自我認同，自我療癒的能量。

　　病中看到過去的影像，會想著我以前很不錯、挺美的，而現在雖然跟過去有些不太一樣了，但現在還是很美。大家注意到了嗎？「現在」這個時間點很重要！最好的時候就是此時此刻，最好的自己就是此時此刻的自己。

保養你的第二張臉

　　過往因為長時間從事貿易工作，和外國人做生意的關係，打扮得體、讓自己保持在最佳狀態成了我的日常。然

而，自從先生領受呼召成立教會，我也順服神的帶領進入教會成為師母之後，我就告訴自己要改變。首先拋棄香水不擦了，否則當我在擁抱會友時，對方只會聞到我滿身的香水味，而非耶穌的馨香之氣。第二，我的穿著要變得更簡單一點，但質料與樣式要有我的 style，因神造每個人是獨特的。

比起保養外在的這張臉，更應該重視我們的第二張臉。所謂「第二張臉」，就是我們的心。多數人非常在乎自己的第一張臉，可能長了一顆痣或有個小斑點、冒出青春痘都好在意哪！或許還會去做雷射、打打玻尿酸什麼的，這也無可厚非，畢竟臉部是讓人留下第一印象的重要特徵。但是別忘了我們的心，每天也需要徹底清潔乾淨、擦點化妝水，讓它變得光滑剔透、有光澤；當出現皺紋和疤痕的時候，同樣需要適時的雷射保養一下。

「這個我不行」、「都是被○○害的」、「○○讓我這麼累」、「○○惹得我好生氣」

類似上述的壓力、消極、苦毒、憤怒、抱怨、不開心的情緒，累積久了就會讓第二張臉蒙上一層灰，自己怎麼看都不滿意，別人也看不見你的美麗。

　　當我們看到臉上有油脂、髒汙的時候，都會想要趕緊除之而後快，面對「心」上的髒汙，是不是也要把它沖洗掉呢？如果我們都能夠把注意第一張臉的一半精力，用來放在第二張臉上，保持潔淨澄澈、潤澤有好氣色，整個人會更耐看、更有價值，心美人就美！

　　要保養你的第二張臉，第一步就是好好正視它、檢視它，揪出那些多餘的雜質，保持喜樂、平靜。《聖經》（〈箴言〉四章23節）有句經文：「你要保守你心，勝過保守一切。因為一生的果效，是由心發出。」為什麼保守心這麼重要？因為我們的心思意念會塑造我們對待人事物的態度，影響接下來所說的每一句話，做的每一個選擇、決定與行為，也會影響我們與他人的關係。一顆喜樂的心，不但能使自己身心更健康，也能煥發出獨一無二的光彩！

我的復健心靈處方

1. 每天早上起床照鏡子對自己說：「我看起來很不錯耶，越來越美了！」這就是一種自我療癒的力量。

2. 「現在」這個時間點很重要！最好的時候就是此時此刻，最好的自己就是此時此刻的自己。

3. 要保養第二張臉，就是我們的「心」，勝過保養「外在」這張臉，清除多餘雜質，保持喜樂、平靜。

試著寫下屬於你的心靈處方

專心依靠信仰，
勝過每一個挑戰

年輕時經營事業的過程不免有些風浪，本來每年固定的訂單沒下過來、工廠聯合漲價；中年牧養教會也曾遇到弟兄姊妹轉向其他教會；四年多前，我意外中風，至今還正在復健路途中。若要說我是如何度過低潮、克服難關，無非就是這三個祖傳祕方：常常喜樂、不住禱告、凡事謝恩，不用花錢又沒有副作用。

從信仰中得到平安與信心

我從小在基督徒家庭中生長，因此有著堅定的信仰，如今回想人生中的每個時刻，無一不蒙神保守。

最初自己開公司做生意時，我向神禱告：「主耶穌，可不可以讓我做的東西都跟祢有關，用我的生命來彰顯祢的作為？」神確實是垂聽禱告的。後來我跟 LA 的水晶大教堂合作將近二十年，為他們設計、生產各式雕塑藝品和擺件，

讓教堂用於募款。之後創業之路上儘管有些小石頭，或偶爾會碰到某道牆阻礙了去向，但因著聖靈的保守和看顧，整體而言都很平順，我把它稱之為「恩典的記號」。

1997年9月我因公出差，在越南胡志明市等待轉機時本來想到VIP室稍作休息，剎那間聖靈給了我一個強烈意念：「快走、快走。」雖然不明所以，但我選擇順從引導，快步走向轉機櫃台，成為搭上前一班航班最後一個乘客。而原本要搭乘的班機後來在降落時墜毀，機上乘客全數罹難，當中包括二十多名台商。這是我第一次與死亡擦肩而過，至今想起來就是蒙了神獨特的保守看顧。

直到我生了病，能夠有足夠的信心、保持樂觀正向，也是因為全心倚靠神。當時儘管有一段時間無法自主行動，雙眼也無法打開，每天我只能反覆思想印象中的經文並做禱告，但藉著神所賜下的應許讓我更能奮勇向前。

尋找信仰、辨識信仰

信仰並不是迷信或盲從，真實的信仰是能夠在聖靈與《聖經》的教導下得到力量和啟發，活出精彩的生命力。

身為人，常會對一些問題感到困惑，「我是誰」、「我為什麼來到這個世界上」、「我來要做什麼」、「我以後要去哪裡」、「我將來會怎麼樣」⋯⋯，一個真正的信仰可以讓我們知道生命的意義價值與過程，帶給人真正的信心。這種信心並不是自信心，因為過度的自信很容易變成自大，也容易變成自私；來自信仰的信心，可以讓人在還未看見的事情上抱持希望，並相信有把握能得到。

心中有信仰的人，一生都能有所倚靠，能尊神為大、不憑自我的意思行事。可是，這世界上有諸神，尚無信仰的人該如何辨別？如果這個信仰是能夠幫助你回答上面提到的問題，讓你更認識自己、知道自己是誰、更有智慧、常保喜樂，同時能與周遭的人們、即使是不同宗教信仰的人維持良好的相處，我想那應該就會是一個有助於提升生命層面的信仰了。

把握每一個當下

2023 年感恩節，我在美國的妹妹說感謝我做了一個模範，讓他們深刻領略無論遭遇任何困難都不要害怕，而是要積極勇敢。這種得著信心的能力，並不是自我感覺良好。

面對中風,我知道現今醫學有進步的治療、有合適的儀器,以及職能治療師、物理治療師和語言治療師可以幫助我,更何況我還有神這位最大的醫生呢!

生活中當然會有不愉快或不是那麼理想的狀況,「積極作為」並不是要去否認或忽略那些現實,而是可以改變思維和做法,讓情況能往正面的方向發展!比方說,雖然目前的我還不能自己走路,但是只要我願意,依然可以做自己想做的事,也可以為自己和身邊的人創造快樂。而這樣的經歷若能有幸藉著分享幫助到一些人,讓病友與其家庭更有信心,也是美事一樁。

這場病讓我真正明白,我們的生命氣息存留都在神的手上,生與死並非由人來掌控,人生充滿變數,日子稍縱即逝,所能做的就是對現有的一切存著感恩的心,去享受、感受當下。

「等到我○○○,我就要如何如何」,這樣的說法是不是很熟悉?其實,想做什麼,現在就可以開始了,因為我們唯一可以掌控的就是此時此刻。

面對疾病,如果我們已經做了努力仍無法防止它,那就超越它、勝過它。決定你人生該怎麼走,不是命運,而是你。不怕挫折,勇往直前。明天會比今天更好。

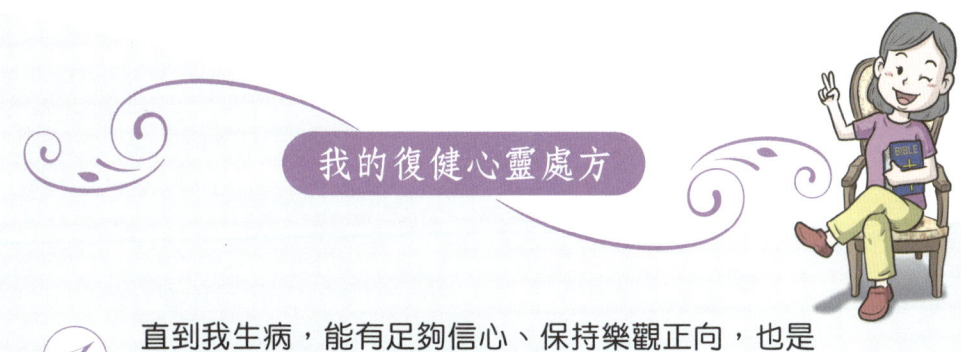

我的復健心靈處方

① 直到我生病,能有足夠信心、保持樂觀正向,也是因為全心倚靠神,讓我更能奮勇向前。

② 來自信仰的信心,可以讓人在暫時還未看見的事情上抱持希望,並相信有把握能得到。

③ 不怕挫折,勇往直前。明天會比今天更好。

後記 1　復健發聲與我的法拉利

本書將完成之際，發生兩件很特別的事情，幫助我復健恢復神速，我就補記上來幫助讀者。

一個是老朋友 Julia 老師幫助我發聲練習，另外一個就是美國二哥、二嫂送我一台我們取名為「法拉利」的健行車，讓我輕鬆走路、上路，太奇妙。

4 個復健發聲練習法

首先第一個是 Julia 吳淑娟老師提供我復健發聲檔，幫助我發聲練習。

出院回到家後，每天早晨，我固定朗讀、英文，也許是《聖經》經文，也許是一篇短文，持續下來，我的聲音大家都說清晰且進步多了。Julia 吳淑娟老師，是紐約茱莉亞音樂學院聲樂科畢業，她提供我四個音檔，要我在家勤

練發聲，在兩三週後，我的聲音，腔調……已恢復到病前八成水準，真是感恩！

我特別請她寫一篇對復健發聲的文章如下，而且經過她同意加上她錄製給我的四個音檔（本頁 4 個 QR code）供大家一起學習，一起進步。

發聲練習可以幫助我們腹部的用力與氣的控制，自然而然嗓子聲音會打開！發聲練習正確的（丹田）腹部發聲，首先要先試著運用臀部肌肉下拉的力量，帶動腹部肌肉運作，才會是比較有效的腹部發聲方式。

復健發聲練習法
掃描 QR Code 跟著學

練習 1：上下行音階練習

練習 3：腳踏車練習

練習 2：真假音練習

母音練習

除了核心肌群的出力，肩膀肌肉的放鬆也是很重要的。可以試試從站立到坐在椅子上，感覺臀部往下用力的感覺。若是以臀部力量坐下，會感覺腹肌有收縮，這會是比較正確的腹式發聲用力方式。當然我們說話時不需要這麼用力，但可以用這種方式找到正確的力量喔。

法拉利健行車

第二個是我的「法拉利」健行車。

生病後至今四年，每週不間斷的固定復健針灸近十次，所有功能都已漸恢復日常，肌肉力量都充足，唯有一個困難，就是因小腦受傷影響平衡，走路一定要有人扶持。這個難題全球醫界至今沒有解決方法。

在家中，我會用一般的助行車小心翼翼的緩慢行走。但我外出都是坐輪椅。我曾想過推助行車在外面走，但我發現無論日製台製的助行車都很重，我要推得很吃力，而且造型真的不美觀，這兩個因素我就不太在外行走。而對需要走路復健的病患，就減少了許多出外行走復健的機會，也減少了社交、交友的環境。

我發現、我的先生也常提醒我，就是病患要多多出門外出，轉換環境，多多與人交談些平常少說的議題，甚至多說英文，刺激腦部不常使用之處。

病患心態一定要積極性、企圖心，心中要有期待回復到病前狀態或至少到八成。有太多病患過早放棄，這都與個人心態，及環境的硬軟體友善程度 user friendly 有關。

對自我要求高的我，平常就不太願意在外推助行車走，最多晚上在家邊街道推著輪椅走，因為輪椅帶給我較多安全感，但是不好看。

我的二哥在美國買了一台全球最輕的健行車給我，只有 4.8 公斤。哇！這台「法拉利」幫助了我的走路步態（GAIT），因為我不是推著助行車走，讓它影響或引導我。而是我在走路時推著它、引導它前行。

因為輕，所以我的步態重點放在腳上，不再放在手上，四個輪子只是輔助我身體的平衡。這是一個很大的觀念突破及體會。

一般的助行車較重，所以走起來手自然出得力多，腳的功能反而降低。我現在有了這台超輕健行車，我走路的步態方式不一樣了，也謝謝曾教授的協助與指導。

　　現在的我，都帶著法拉利到教會，會後推著它到各處與會友交談，擴展了我的活動力及範圍，與會友交談內容更加多元，又多與外籍會友英文交談，漸漸回到從前，太棒了！

　　它的造型簡單優雅，每個人讚不絕口，所以我先生叫它法拉利啦！

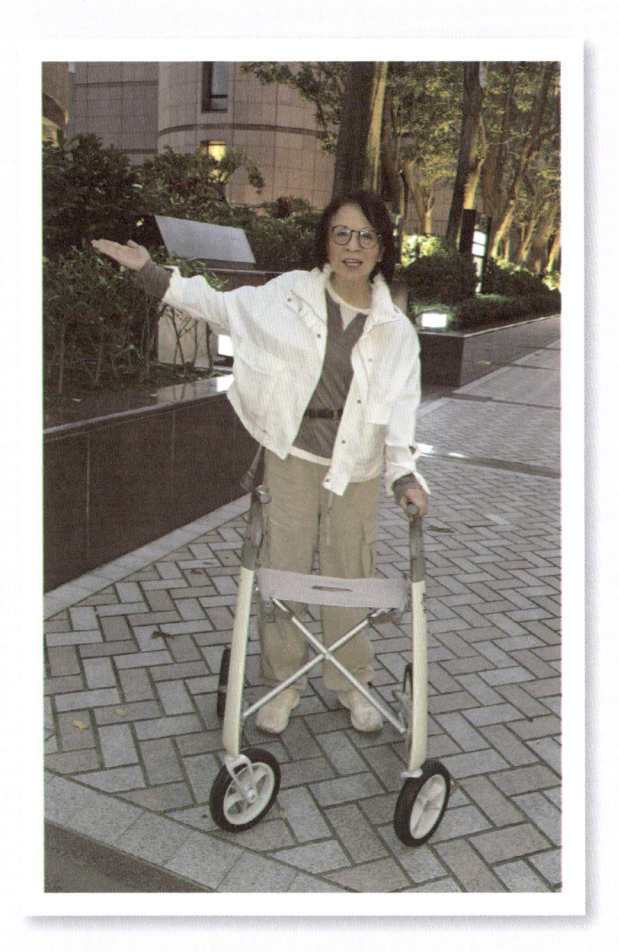

「法拉利」健行車伴我行

復健發聲與我的法拉利

後記 /

後記 2　腳跟走穩重心再現，步態看見突破障礙

每位中風病患的受損部位都不一樣，但大多數會面臨一個相同的問題，就是在逐漸恢復後，都想要離開輪椅再次起來行走，渴望走得盡量自然，而我更希望走得優雅。

昔日老友曾教授關心我的復健特地來訪，提及她的專業步態學可以幫助我。她觀察了我的行走，指出我的重心不穩，原因是怕跌倒，雙手到肩頸用力過度，導致走路時上半身僵硬，下肢不穩。而且走路要腳跟先著地，腳跟＞腳掌＞腳尖，順序進行。

的確，我現在仍然需要有人扶持看護走路，為了怕摔跌，我非常在意手要抓住一些穩靠的東西，不論老公的手、家中欄杆……按照教授的指導及協助，學習1、2次，我走路的方式及穩定度就大大的加強，讓我的重心著重在下肢，而上半身只是輔助。家人看護都很驚豔我的進步，這個看似簡單，但卻是一個突破誤區的重大進展。

曾教授講述了幾個案例，特別提到了意念引導，就是復健時你要想像你正在用一個正確美好的姿勢走路，而心思意念會引導神經元朝著正確姿勢邁進。

　　我一聽就懂了，因為靈魂體主導我們每日的生活，靈是在心主導意念，魂是在腦主導指令，體依據魂即頭腦指令行事。我們常聽到某人壞心眼，是指他的心靈意念不好，不是壞頭腦，這些人頭腦反而好的不得了。

　　俗語說：人是萬物之靈，就是這個意思。沒聽過人是萬物之魂。當然，人的靈想要接觸至高的靈，得到平安、喜樂，豐盛生命，於是各樣宗教信仰就產生了。

　　所以心之所在，即靈與意念之所在，每位復健的風友要用意念看見自己已經恢復了，行動行走像以前的美好，如此你的復健及練習就會充滿了盼望與積極，你的頭腦身體就會聽話照做啦！正如曾教授所強調，「一生的果效由心發生！」

　　教授指點了我幾次，我走路及站起坐下的穩定度就大幅提升，現在朝下一個突破邁進。也許，當你看到這裡時，我已經開懷行走啦！人生，有夢最美！

附錄 1　我的復健療癒大補帖：60帖身心靈復健雞湯

- 運用手機 youtube 或 APP 播放有流水聲的音樂，有助病人尿意感，加速解尿。

- 了解病人的信仰並藉著喜歡且熟悉的歌曲，引導病人輕鬆邊唱邊做復健訓練。

- 始終保持樂觀，秉持「我要變好、我會康復」的正向信念。

- 悲傷、沮喪、憤憤不平，無助病情改善，唯有正向思考、轉換心情看好的部分。

- 學習淨和靜：讓思想乾淨，沒有負面想法、恐懼或委屈的情緒，保持安靜就可產生力量。

- 突破對自己的設限，儘管身體部分功能暫時有了缺失，就算是病人，仍然可以是助人之人。

- 看見需要協助的人,在範圍內當略盡棉薄之力、為他人求福,相信「滋潤人的,必得滋潤」。

- 如能加入病友會相互傾聽、分享、加油打氣,可減輕面對疾病的孤獨感,並得到支持與信心。

- 要一步一步重回健康,最關鍵的是「不間斷的復健」、反覆地練習。

- 刻意訓練並時時主動使用身體各個部位,以免機能逐漸變得更弱。

- 盡可能不讓坐姿維持太久,至少一小時起來走一走、做點活動。

- 病人不能永遠悶在家裡,縱使外出需要有人幫忙看顧,但該做什麼就應當去做。

- 在安全前提,散步和逛街可幫助下肢做復健,對刺激大腦也是很好的練習。

- 中風後還能思考、說話、重新學習並持續進步,這是一件幸福的事!

- 越困難越要笑笑面對，最好還能發揮想像力，試著把苦茶想成美酒。

- 身體中風固然可怕，更可怕的是心情一直低落，連心也中風癱瘓了。

- 生命的意義不是用發生在我們身上的事去衡量，而是我們對發生在自身的事做了努力與突破！

- 不要定睛在那些失去的功能上，要專注在自己還可以掌握的部分，特別是心靈上的健康。

- 啟動自我修復的4大要素：良好的睡眠品質、營養均衡的飲食、多運動、好心情。

- 中風是因頭腦受傷，復健時應更專注和用心感受，而不是流於機械式的重複動作。

- 喜樂的心，乃是良藥。中風後的心理若沒照顧好，會連帶影響復原的動力與程度。

- 如果病人無法自我覺察、覺知，照顧者需予以溫柔智慧地協助之。

- 在復原過程中該對自我的身體和能做到的極限有所了解，不要操之過急。

- 「與變慢和解」是很重要的一門功課，可以讓自己的生活更平安喜樂！

- 適時休息其實也很重要，偶爾應該放鬆，保留體力才會有進步空間。

- 首要也最符合經濟的方法，是在住家附近的醫院定期定時做復健治療。

- 不要急病亂投醫，不可盡信單一說法，無論中西醫都要找有證照的醫生。

- 每天從生活中找出屬於自己的「亮點」，想要感謝的人、感激的事、覺得幸運的地方等。

- 每天睡覺前想一想或寫下發生在自己身上的好事，有助於擊退負面感受、營造幸福感！

- 無論進步有多麼微小，哪怕只有 1% 也好，或甚至只是維持現狀，甚至退步，都值得肯定與善待自己！

- 有負面事情發生時,何妨改用輕鬆、正面、快樂的角度來應對,坦然擁抱自己的不完美以及軟弱。

- 歷經多位照服員且是全天候照護,需不斷磨合,讓我學會更謙卑,思考自己應當要做些什麼改變。

- 對待看護不該用上對下的心態,但仍要拿捏適當分寸、設立界線,這樣雙方的關係才能走得長久。

- 不論是由看護或家人擔任照護者,患者要同理照顧者,除了專心照顧你,也要讓他們有喘息空間。

- 一句「辛苦你了!」對照顧者多些感謝、體諒和肯定,降低對他人的標準,調整自己的標準,放過自己也放過別人。

- 你是讓自己康復最重要的人。不能因病倒下、一蹶不振,否則家人也會跟著生病!

- 知道何時該向別人表達、知道應如何尋求協助,這也都屬於把自己照顧好的範圍!

- 行動不便時,請別人代勞會比自己做更容易得多,但保持一定程度的獨立性很重要!

- 照顧者不應無止盡為病人全部代勞，否則病人也會喪失自我修復、回歸生活的能力。

- 好的陪伴照護不是一邊期待他變好，一邊卻數落他、嘮叨他，只講該講的話，安靜傾聽也行。

- 在照顧中細心觀察病人，找出病人身上的黃金金礦（恩典），加以讚美、肯定，強化病人的自信心與力量。

- 情緒殺手—抱怨：洞察病人的心理狀態，透過良性溝通，把對疾病的抱怨化成行動，協助他找到解決問題的方法。

- 話語的力量，身體的接觸很關鍵，這能幫助病人更平靜、有安全感，並感覺自己是被家人理解支持與重視的。

- 若病人的負面心理狀態已經對復健與生活造成明顯影響時，就要積極尋求專業醫療資源協助。

- 走出現狀：走出去後你會發現，多數人對於病人能不怕困難，重新站起來面對生活是投以佩服、欣賞的眼光。

- 勇於嘗試：可嘗試以前沒做過且適合自己的新事物。參與過程中若需要幫忙，也要記得適時尋求他人協助。

- 常保喜樂：若因生病難以維持原來的喜好，可以重新依興趣和目前體能去嘗試一些以前從未想過的新生活（如公園野餐、泡溫泉），常保喜樂小確幸。

- 病人對於剛上任的照護者需經磨合與適應期，溝通得當漸漸能感受被照顧得不錯，自然能感恩找了好幫手。

- 「凡事我說了算」這樣的習慣要破除。要讓照顧者在照護過程中獲得肯定，並理解她偶爾的情緒及她的努力與用心。

- 生這場病不只人際／神際關係的突破，幫助自我省察，也能省察自己跟家人間的關係，甚至還能省察自己與信仰的關係。

- 現在的我，把保養交給自己，生活中的日常就是「五飽」，每一天睡飽、吃飽（營養均衡）、喝飽（多喝水）、笑飽、健飽（多運動）。

- 以前不論和先生或兄弟姊妹都各忙各的，生病以後，家人相處時間更多、關係更緊密深厚。

- 有些事或許想得太多也太遠，為求盡責忠心，以致造成生理上的疲累，心理上也有很大的負荷。

- 不要心急、不求快、同一時間多工作業未必是好事，能夠完整、周全，專心做好一件事才更重要。

- 每天早上起床照鏡子對自己說：「我看起來很不錯耶，越來越美了！」這就是一種自我療癒的力量。

- 「現在」這個時間點很重要！最好的時候就是此時此刻，最好的自己就是此時此刻的自己。

- 要保養第二張臉，就是我們的「心」，勝過保養「外在」這張臉，清除多餘雜質，保持喜樂、平靜。

- 直到我生病，能有足夠信心、保持樂觀正向，也是因為全心倚靠神，讓我更能奮勇向前。

- 來自信仰的信心，可以讓人在暫時還未看見的事情上抱持希望，並相信有把握能得到。

- 不怕挫折，勇往直前。明天會比今天更好。

附錄 2　8個墊上運動與站立平衡運動 3個眼球控制訓練

墊上運動	頁次
① 腹式呼吸	142
② 橋式	143
③ 單腳橋式	143
④ 核心訓練	144
⑤ 四足跪姿	145
⑥ 超人式伸展	146

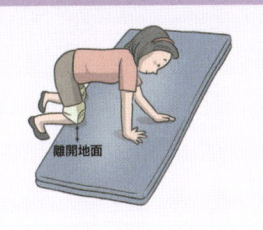

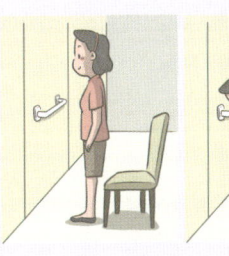

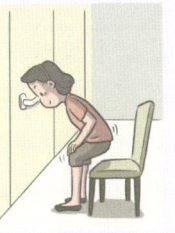

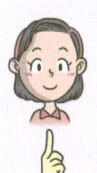

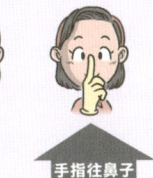

● 墊上運動 ●	頁次
⑦ 熊爬式	146
⑧ 側棒式	147

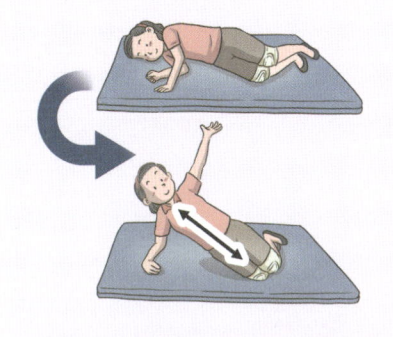

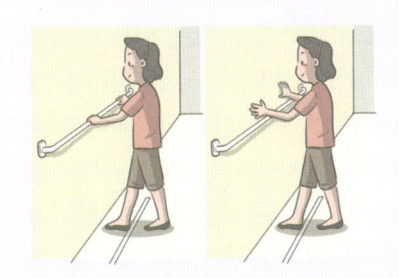

● 站立平衡運動 ●	頁次
	148
	149

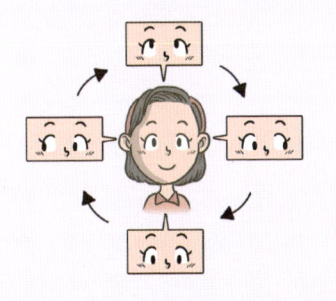

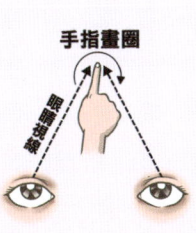

● 眼球控制訓練 ●	頁次
	138
	139

203

悅讀健康系列 HD3202

病得醫治，活出精彩
逆轉中風復健之路，全新看見與反思

作　　　者／	羅敏慧
出 版 策 畫／	朱奔野
採 訪 撰 述／	鄭碧君
選　　　書／	林小鈴
主　　　編／	梁瀞文

行 銷 經 理／	王維君
業 務 經 理／	羅越華
總 編 輯／	林小鈴
發 行 人／	何飛鵬

出　　版／原水文化
台北市南港區昆陽街 16 號 4 樓
電話：（02）2500-7008　傳真：（02）2502-7676
網址：http://citeh2o.pixnet.net/blog　E-MAIL：H2O@cite.com.tw
同心傳播有限公司
台北市大安區忠孝東路三段 136 號 5 樓之三
電話：（02）8772-0775　傳真：（02）2773-9836

發　　行／英屬蓋曼群島商家庭傳媒股份有限公司城邦分公司
台北市南港區昆陽街 16 號 5 樓
書虫客服服務專線：（02）2500-7718；2500-7719
24 小時傳真專線：（02）25001990；2500-1991
服務時間：週一至週五上午 09:30-12:00；下午 13:30-17:00
讀者服務信箱 E-MAIL：service@readingclub.com.tw
劃撥帳號／19863813；戶名：書虫股份有限公司

香港發行／城邦（香港）出版集團有限公司
地址：香港九龍土瓜灣土瓜灣道 86 號順聯工業大廈 6 樓 A 室
電話：（852）2508-6231　傳真：（852）2578-9337
E-MAIL：hkcite@biznetvigator.com

馬新發行／城邦（馬新）出版集團 Cite (M) Sdn Bhd
41, Jalan Radin Anum, Bandar Baru Sri Petaling,
57000 Kuala Lumpur, Malaysia.
電話：（603）9057-8822　傳真：（603）9057-6622
E-MAIL：cite@cite.com.my

美 術 設 計／	鄭子瑀
插　　畫／	盧宏烈
印　　刷／	卡樂彩色製版印刷有限公司

初　版／2025 年 3 月 20 日
定　價／460 元
ISBN 978-626-7521-45-8（平裝）

有著作權・翻印必究（缺頁或破損請寄回更換）

城邦讀書花園
www.cite.com.tw

國家圖書館出版品預行編目資料

病得醫治,活出精彩／羅敏慧著. -- 初版. -- 臺北市：原水文化出版,同心傳播有限公司出版：英屬蓋曼群島商家庭傳媒股份有限公司城邦分公司發行, 2025.03
　面；　公分
ISBN 978-626-7521-45-8（平裝）

1.CST: 腦中風　2.CST: 通俗作品

415.922　　　　　　　　　　　114001756